Antigos Segredos para Crianças

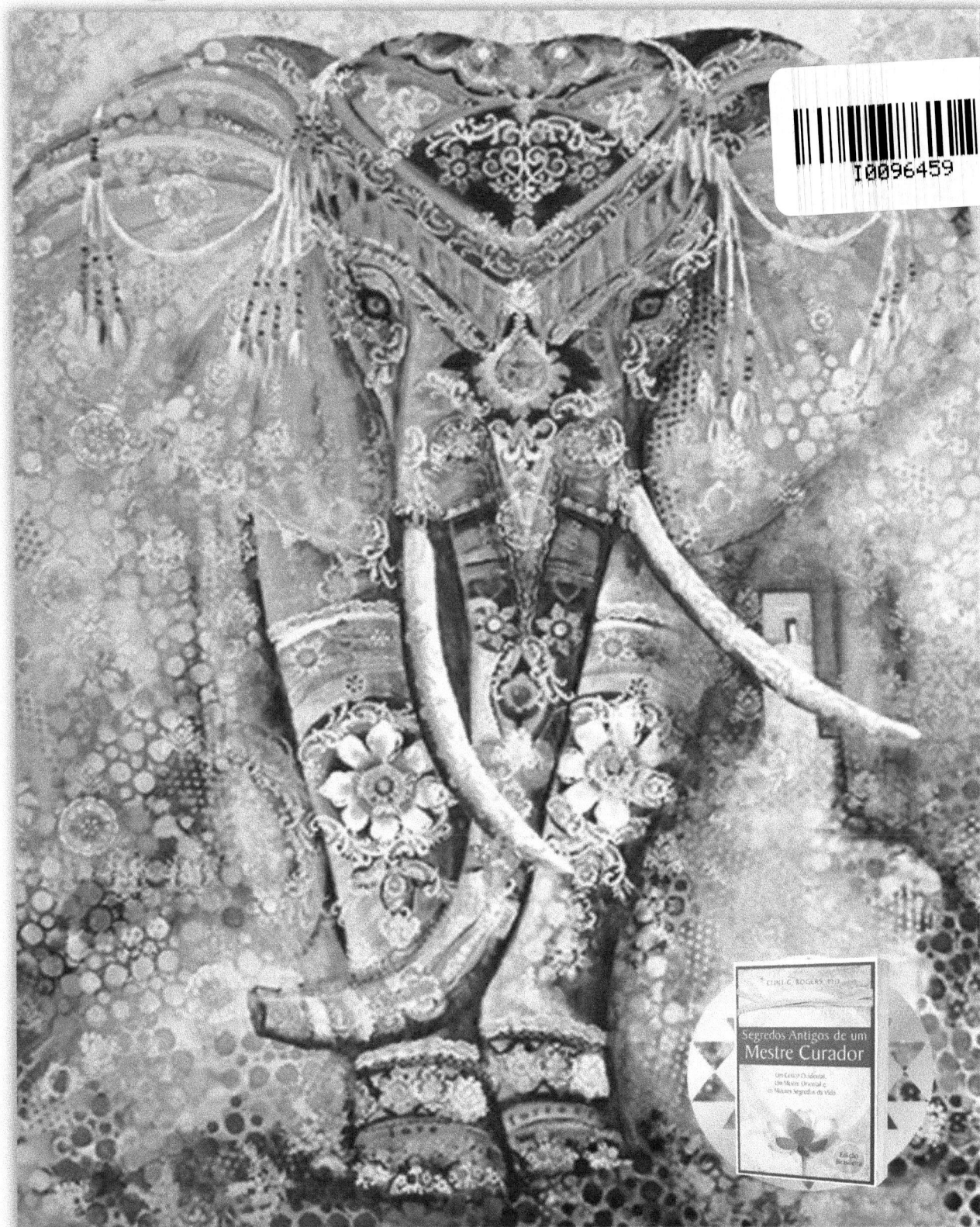

Segredos Antigos de um
Mestre Curador

Um Cético Ocidental,
Um Mestre Oriental e
os Maiores Segredos da Vida

Edição
Brasileira

Livro de Actividades e Pinturas

Inspirado por Dr. Naram, Dr. Clint. G. Rogers,
e pelo livro de Antigos Segredos de um Mestre Curador

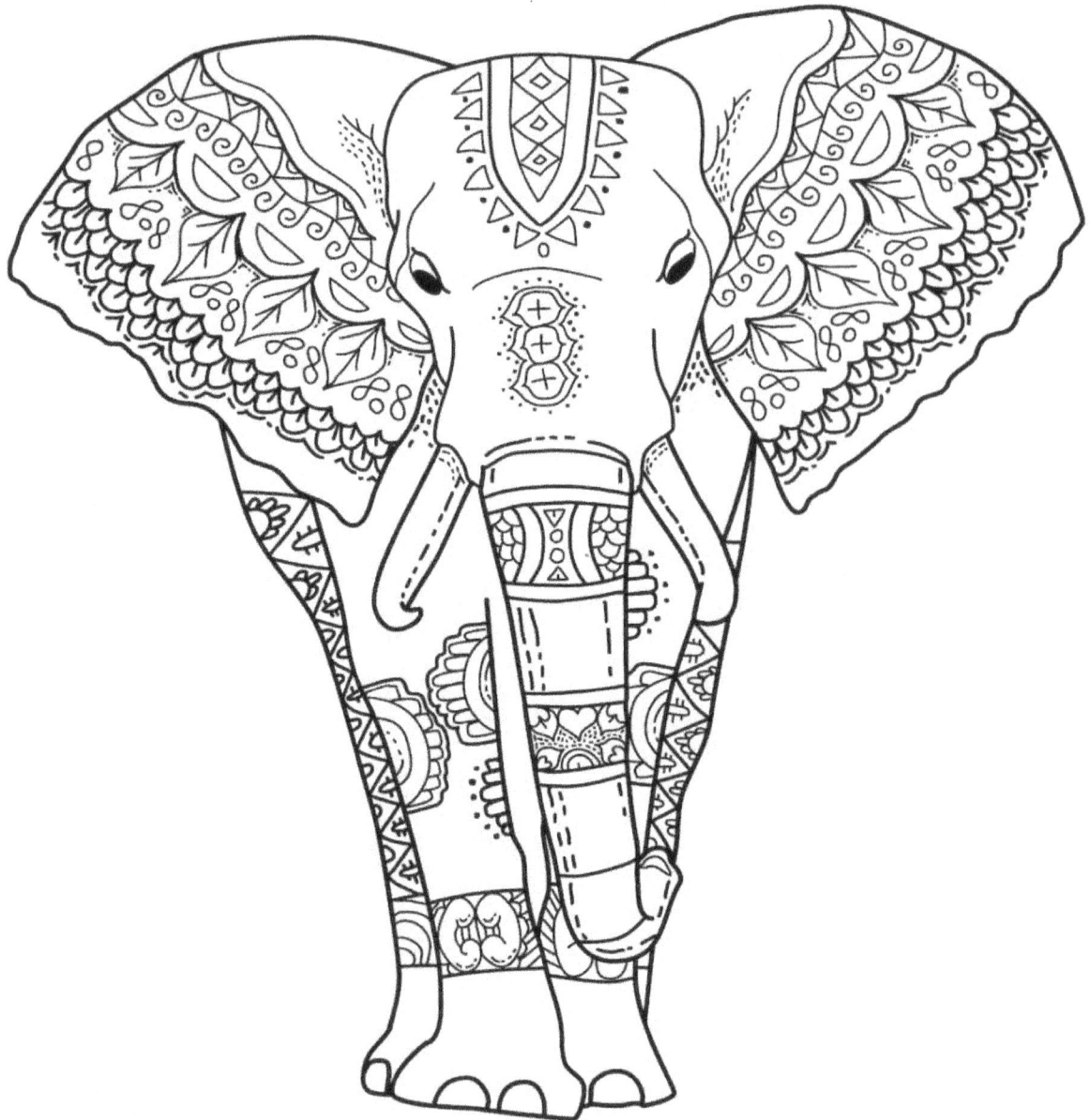

Direitos do Autor @ 2022 por Wisdom of the World Press,
Receitas beneficiam: Ancient Secrets Foundation

Desenho e Conteúdo: Dr. Clint G. Rogers e Heidi M. Aden
Tradução por: Prafulta Jaiantilal

ISBN: 978-1-952353-91-8

Primeira edição impressa em 2022 nos Estados Unidos

www.MyAncientSecrets.com

ESTE LIVRO ARTÍSTICO PERTENCE A:

Name: _____ Idade: _____

QUEM SOU EU?

Use o espaço abaixo para desenhar a si próprio/a.

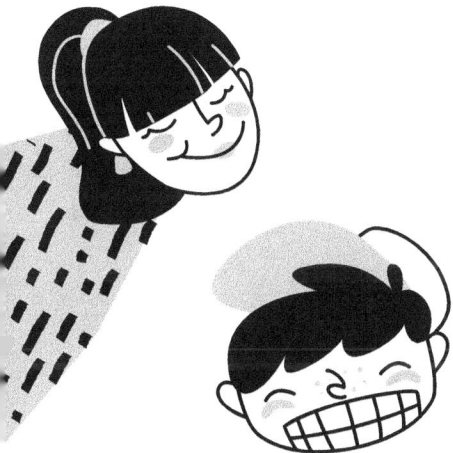

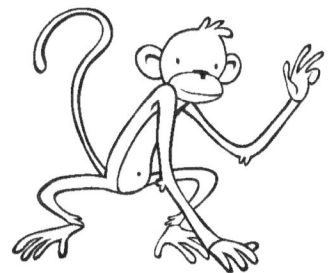

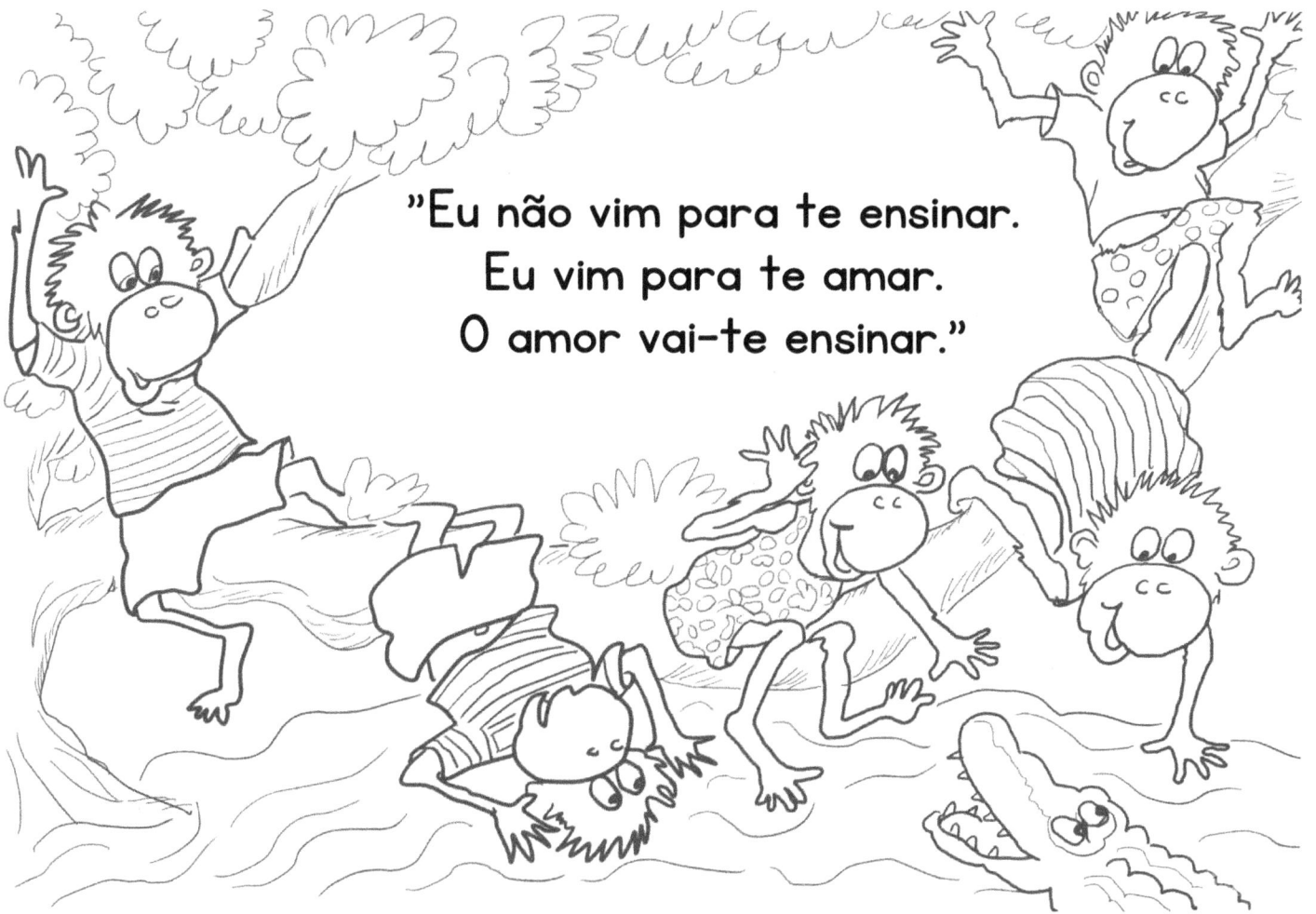

"Eu não vim para te ensinar.
Eu vim para te amar.
O amor vai-te ensinar."

"Dr. Naram foi um grande curador, ou seja médico, que ajudou milhões de pessoas em todo o mundo usando Antigos Segredos da natureza. Antes de falecer, ele transmitiu esses segredos aos seus alunos, incluindo ao Dr. Clint G. Rogers, que colocou muitos deles num livro chamado **"Antigos Segredos de um Mestre Curador'.**

O livro está sendo traduzido para mais de 30 idiomas para que as pessoas em redor do mundo também possam aprender estes segredos para a saúde e felicidade.

Gostaria de aprender sobre Antigos Segredos para saúde e felicidade?

Neste livro de actividades e pinturas, pode também aprender muitos destes segredos!

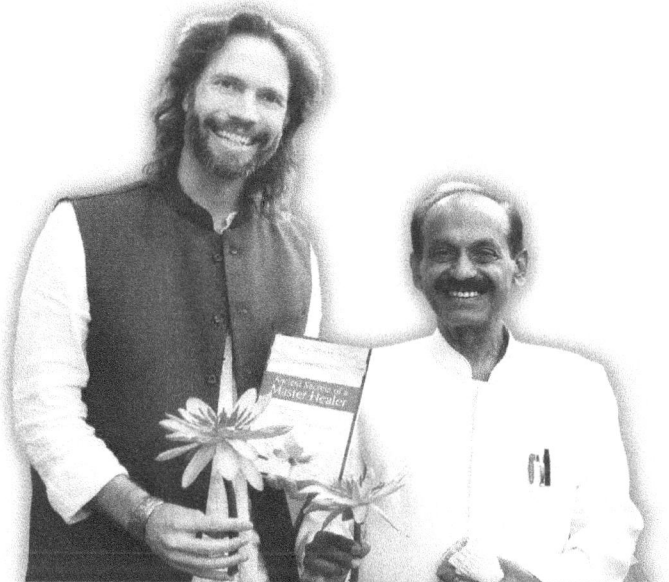

Dr. Clint G. Rogers & Dr. Pankaj Naram

A importância de saber o que você quer

O filho do Dr. Naram, Krushna Naram, partilha alguns conhecimentos que o seu pai lhe transmitiu muitas vezes ao longo dos anos.

Uma das coisas mais importantes para ajudá-lo a alcançar uma vida saudável e equilibrada é saber o que quer.

'Antigos Segredos de um Mestre Curador (ASMC)'
Página 6

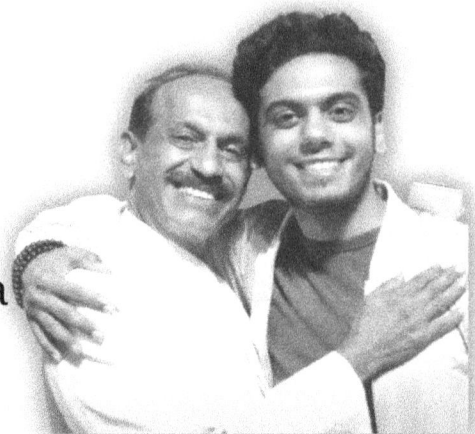

Dr. Naram & Krushna Naram

O QUE VOCÊ QUER?

1)

2)

3)

O que você quer...

ser paleontólogo e estudar fósseis?

(Um paleontólogo é um cientista que estuda fósseis e restos de organismos antigos.)

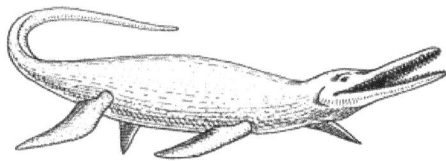

Mosasauro

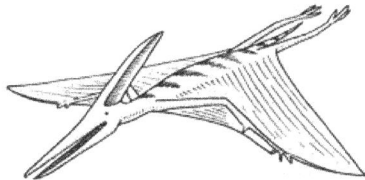

Ptersaur

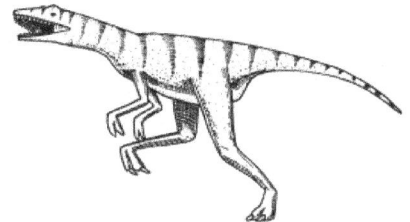

Velociraptor

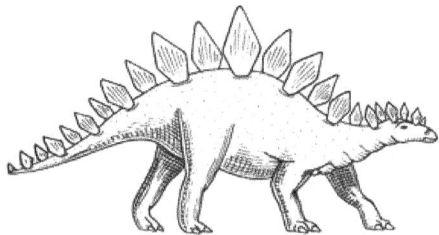

Estegossauro

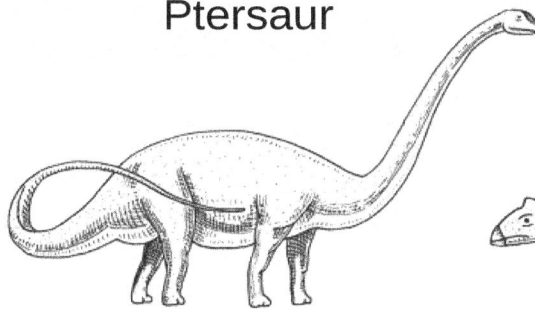

Barossauro

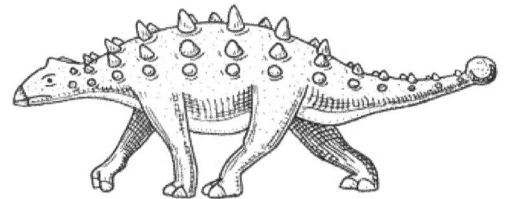

Anklyosauro

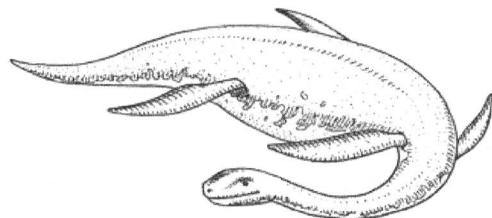

Elasmosauro

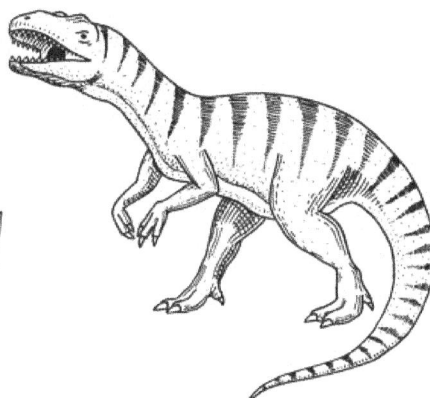

Tyrannosauro

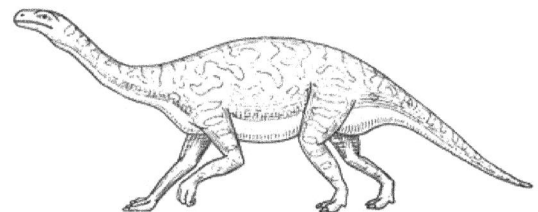

Plateosauro

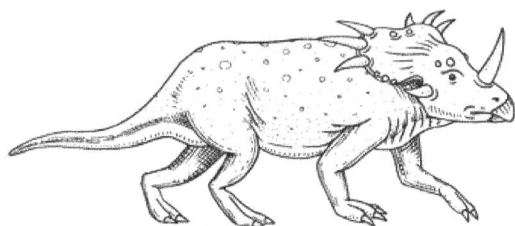

Triceratops

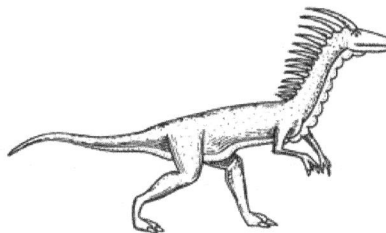

Deinonychus

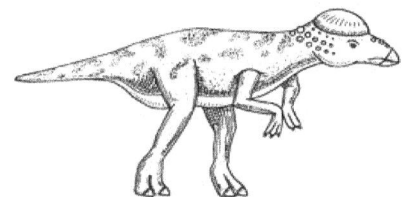

Pachycephalosauro

Dinossauro

TIRANOSSAURO REX

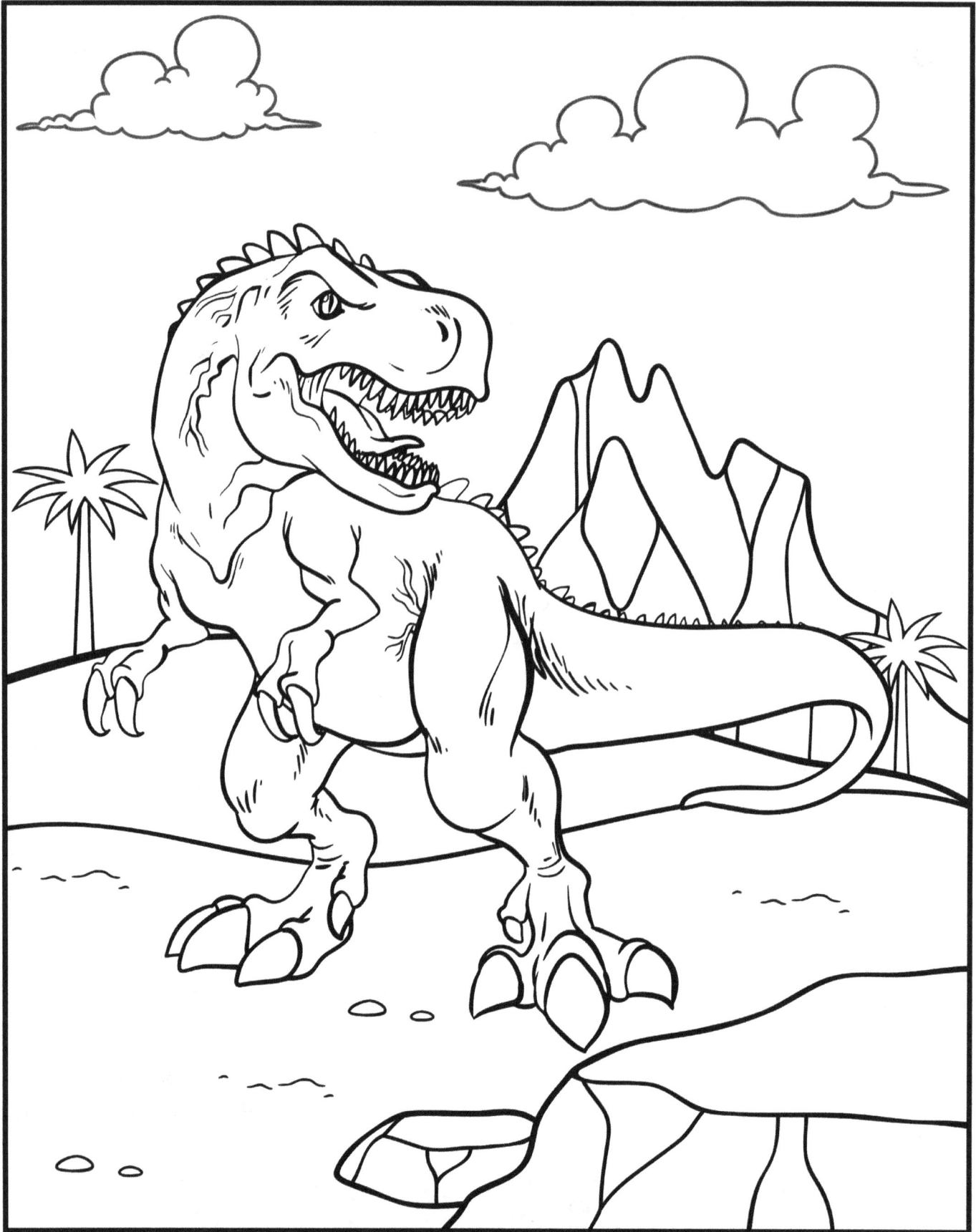

BRAQUIOSSAURO

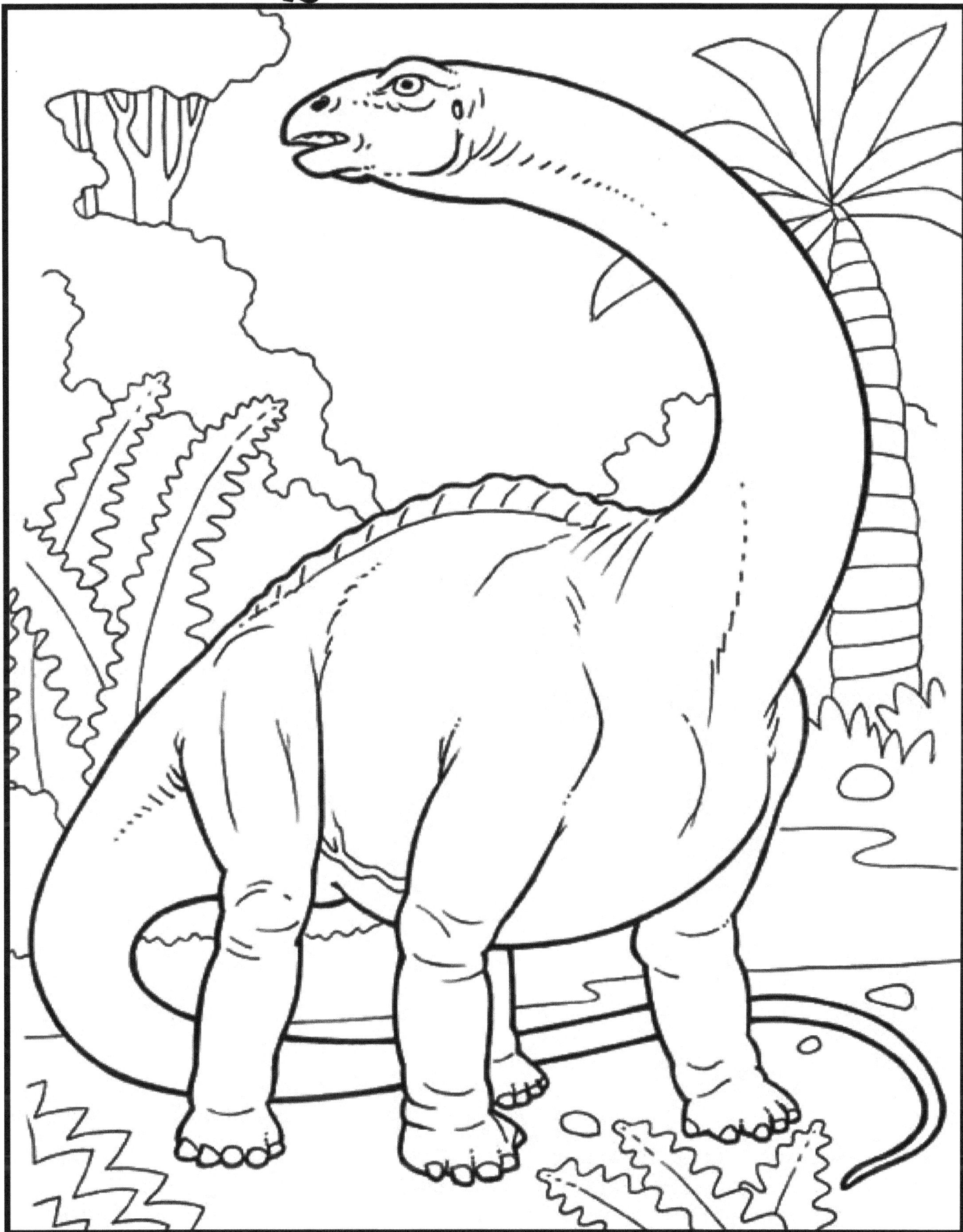

Um Presente do Coração...

Quando estes dois meninos da Alemanha descobriram sobre as crianças órfãs necessitadas, eles tiveram um grande desejo de ajudar. Sim, eles decidiram dar o seu próprio dinheiro para ajudar a sustentá-los, mas também doaram a sua incrível colecção de dinossauros! Ao fazer isso, eles inspiraram muitos outros adultos e crianças a doar de coração. Dr. Naram e Dr. Clint tiveram a honra de entregar os dinossauros para as crianças órfãs do Nepal, e com eles, todo o amor destes dois meninos. Muitos mais foram inspirados a doar quando souberam das suas acções. É incrível o que pode acontecer quando deixa o amor guiar-te!

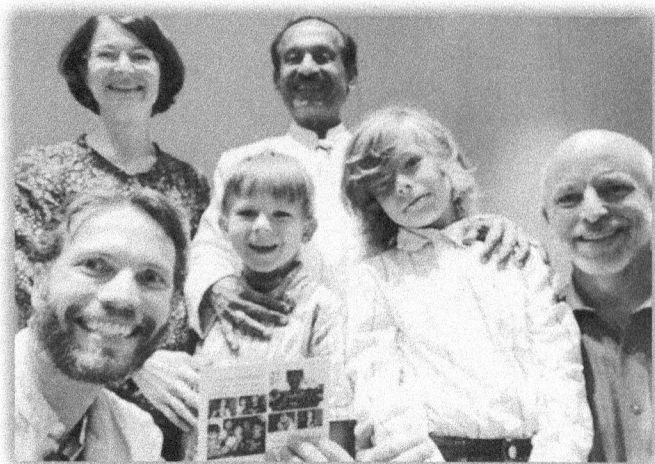

Jonathan e George Simon (ao meio) com a sua mãe, Dr. Naram, Dr. Clint e o seu pai.

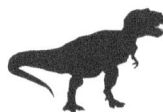

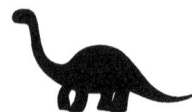

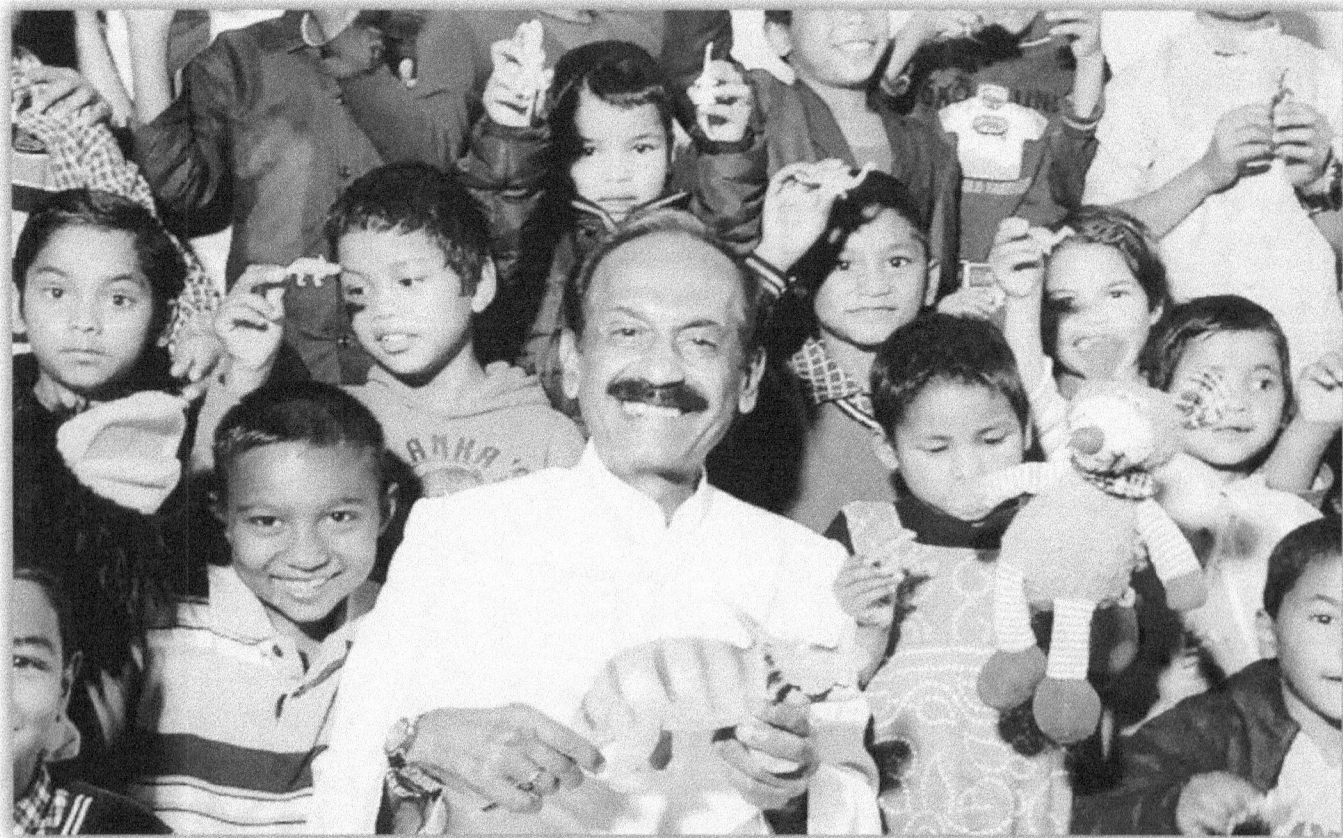

Dr. Naram e algumas das crianças órfãs compartilhando e brincando com os dinossauros doados por Jonathan e por George Simon
Ancient Secrets Foundation ajuda as crianças órfãs como estas em todo o mundo.

O que você quer . . .
ser um biólogo marinho
e explorar o mar?

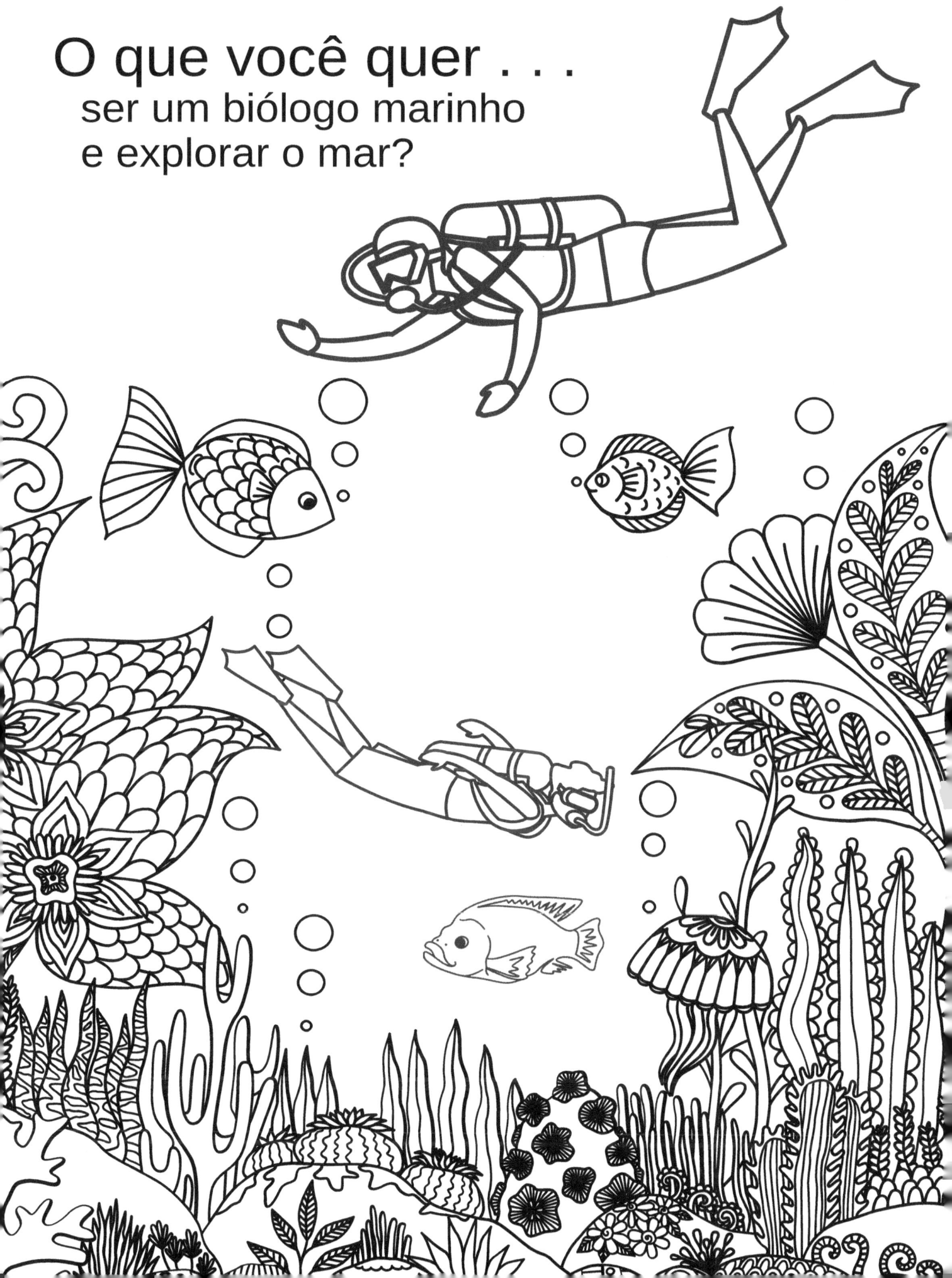

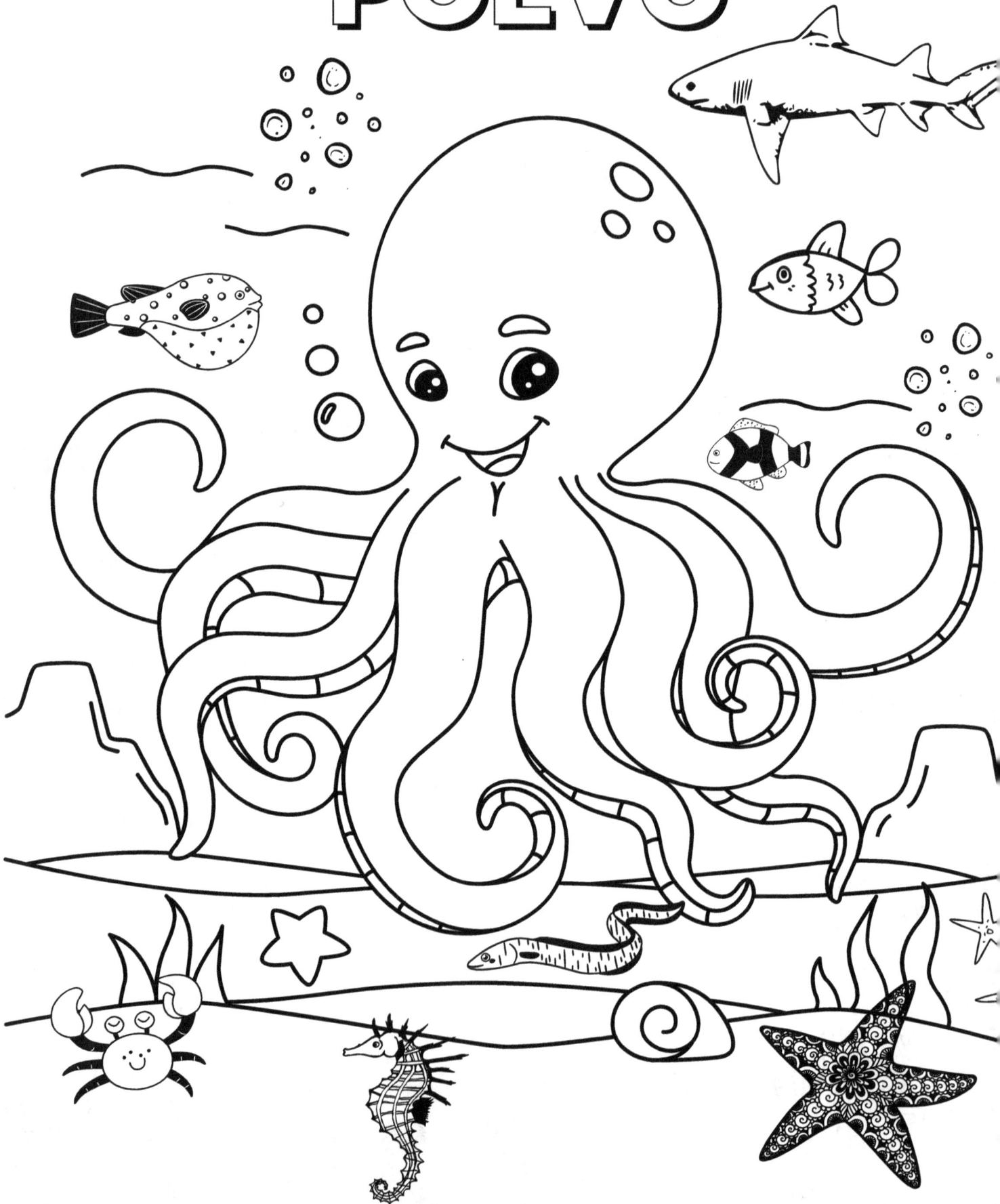

POLVO

TARTARUGA MARINHA

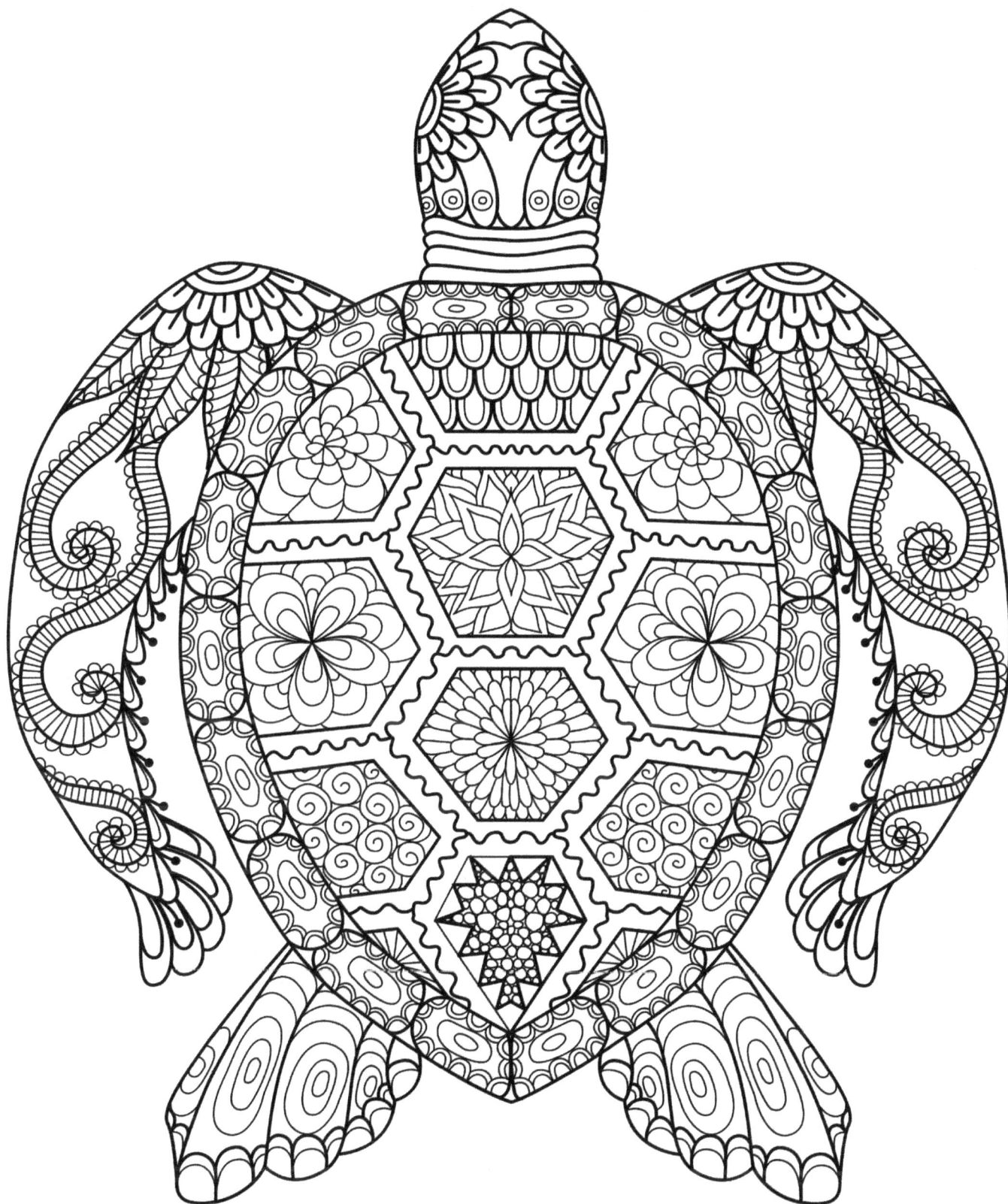

O mais antigo fóssil de tartaruga marinha conhecido tem, pelo menos, 120 milhões de anos. Isso significa que eles partilharam o planeta com os dinossauros que foram extintos há cerca de 65 milhões de anos.

O que você quer . . .
ser um astronauta e explorar o universo?

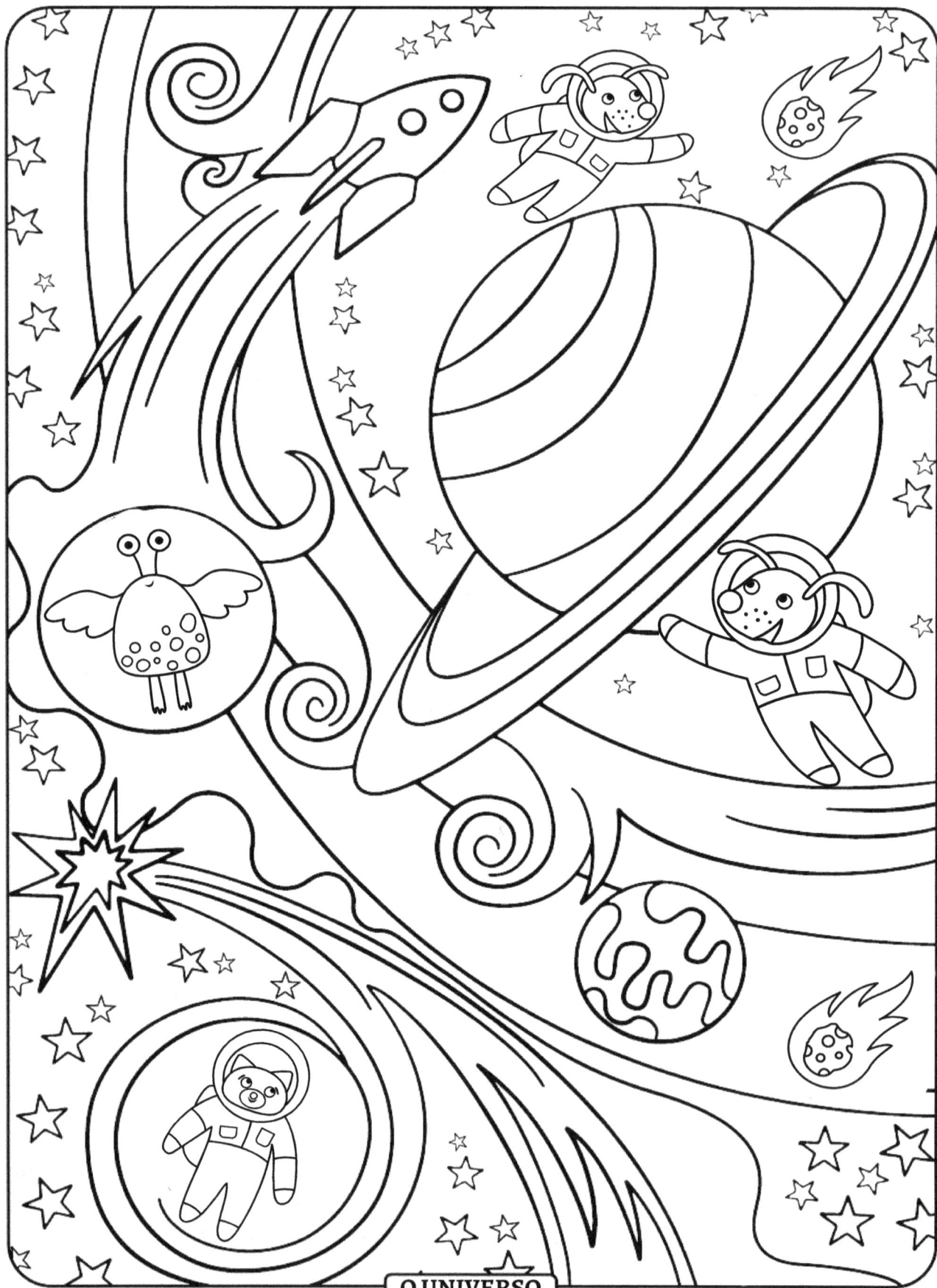

O UNIVERSO

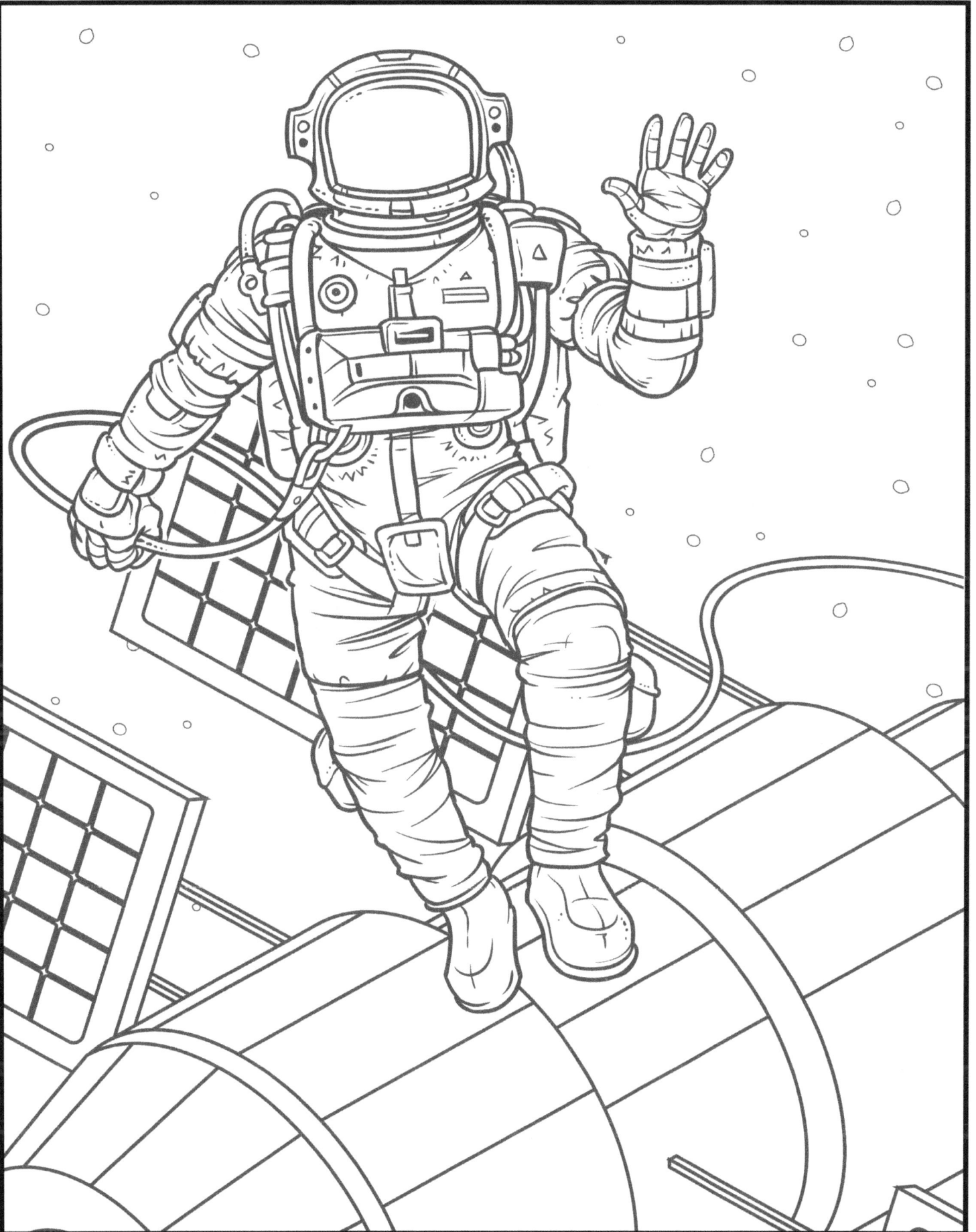

ASTRONAUTA

O que você quer . . .
ser cantor ou músico?

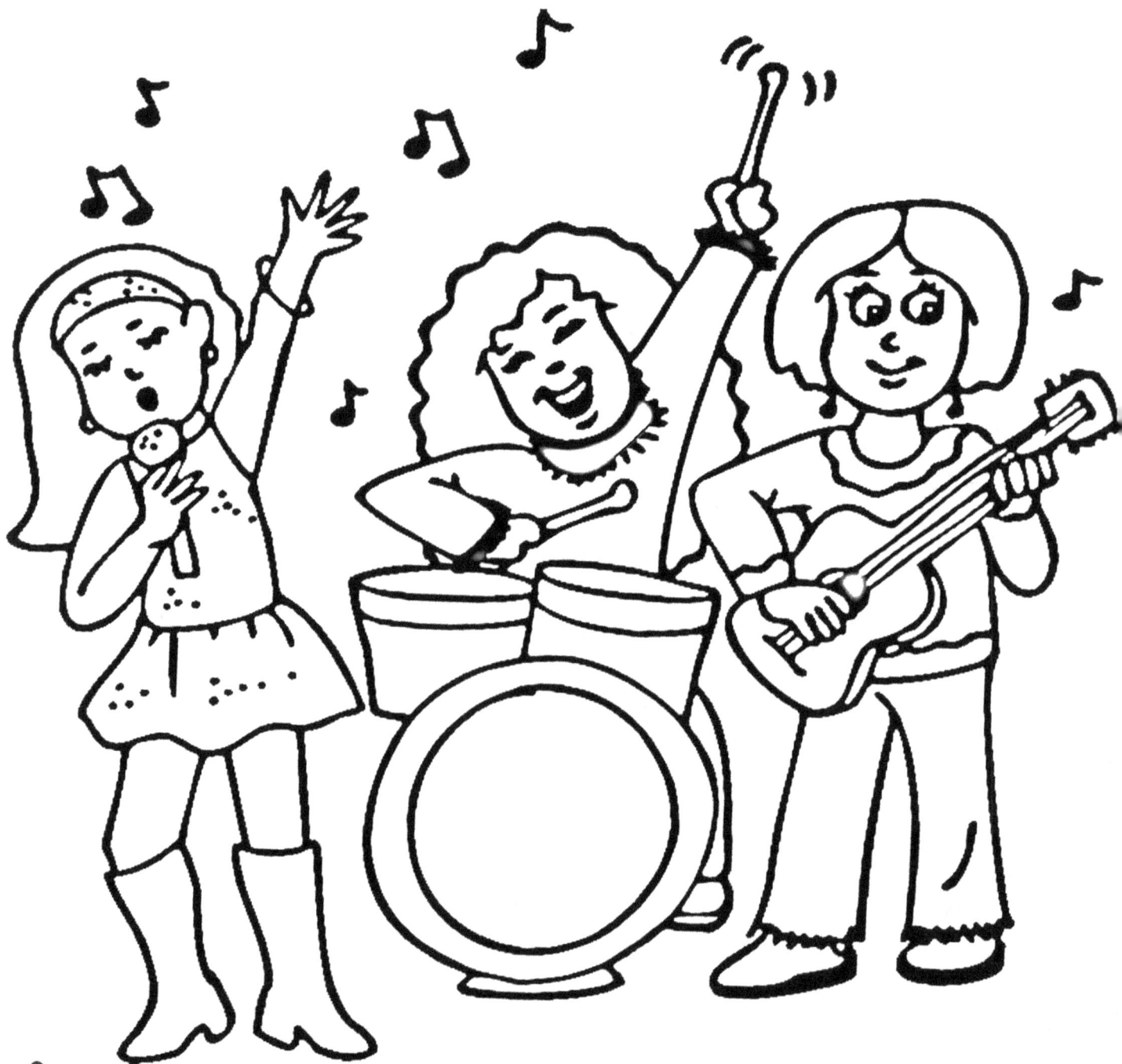

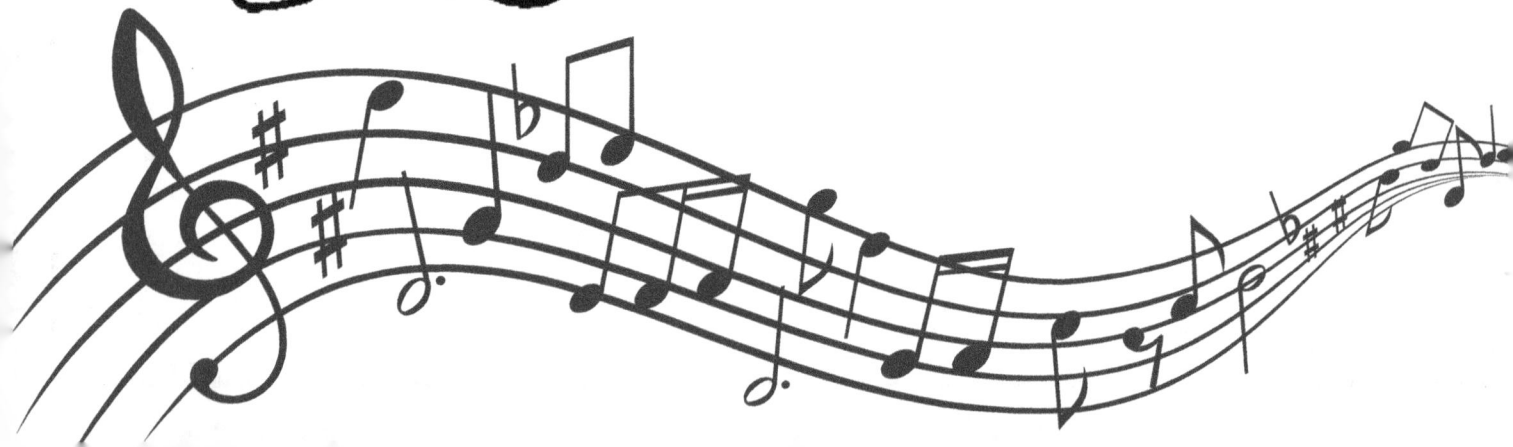

MÚSICA

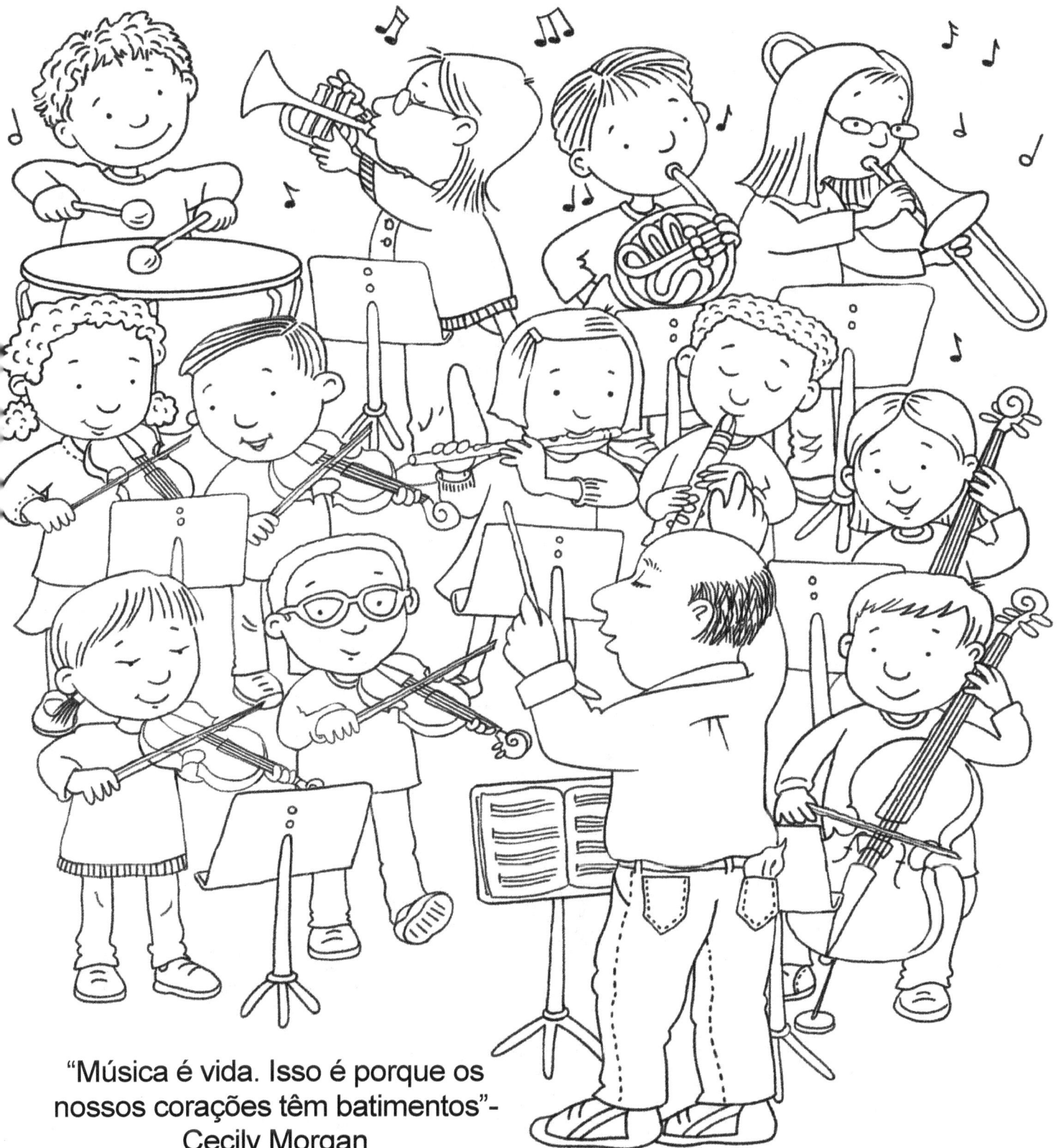

"Música é vida. Isso é porque os nossos corações têm batimentos"-
Cecily Morgan

VOCÊ TORNA-SE NAQUILO QUE ACREDITA

O que você quer . . .
ser veterinário/a e cuidar de animais?

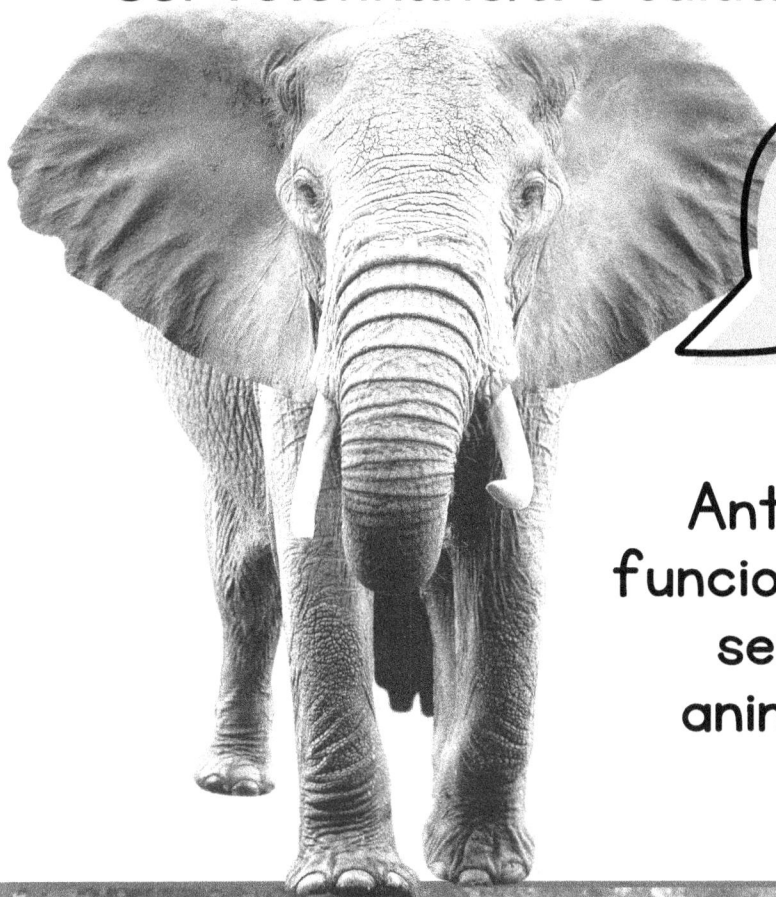

Sabia que...

Antigos Segredos funcionam também em seres humanos, animais e plantas!!

ASMC, página 187

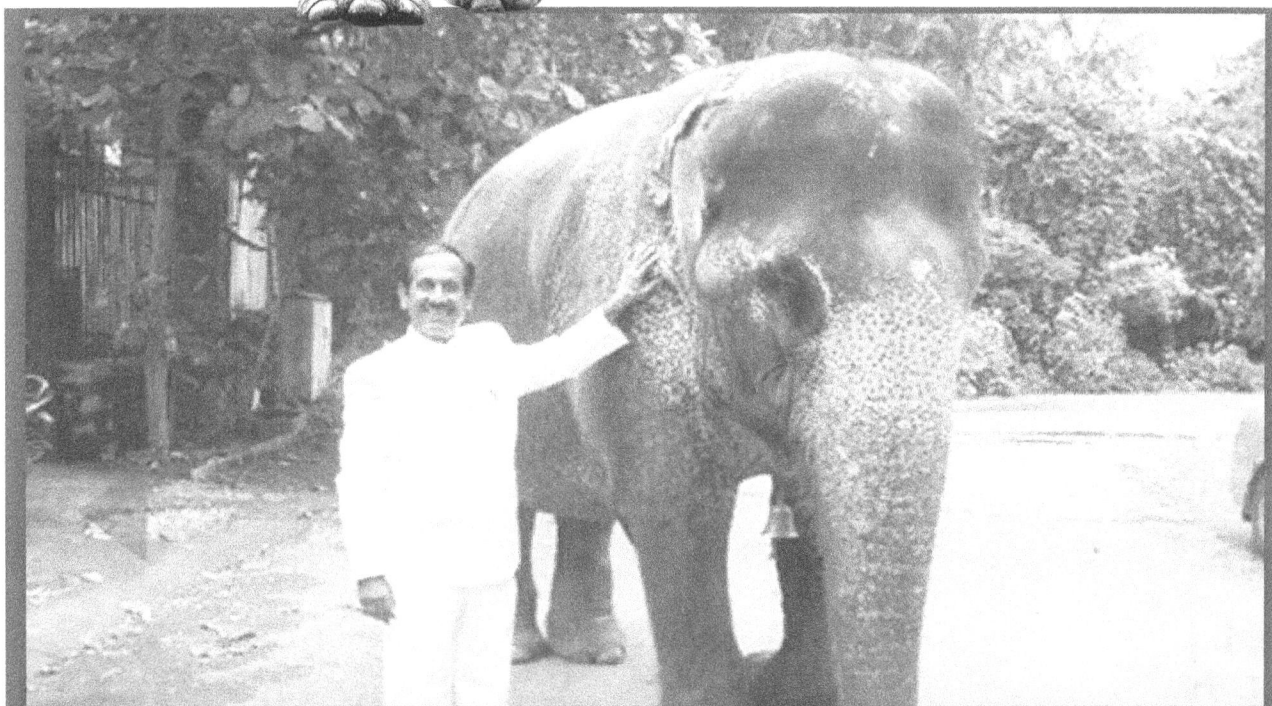

Mestre curador, Dr. Pankaj Naram, cura pelo pulso com o elefante Laxmi, o gentil gigante.

ELEFANTE

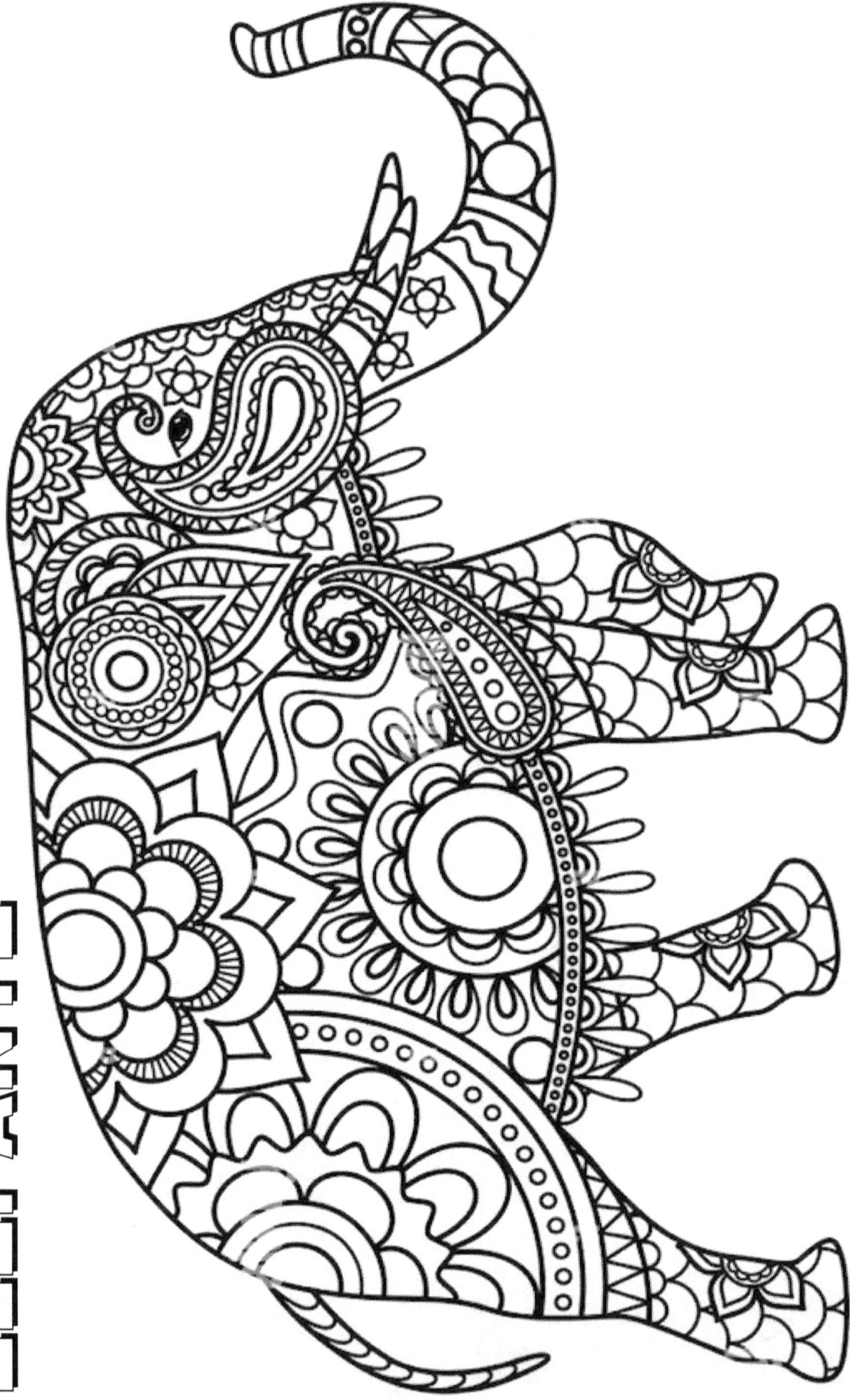

Sabia que?

Os elefantes são excelentes nadadores e ouvem através dos pés.

Mestre Curador, Dr. Pankaj Naram cura pelo pulso um tigre real de Bengal.

Sabia que?

Os tigres são animais muito adaptáveis e inteligentes, com uma das mais longas memórias de curto prazo entre todos os animais, incluindo os seres humanos.

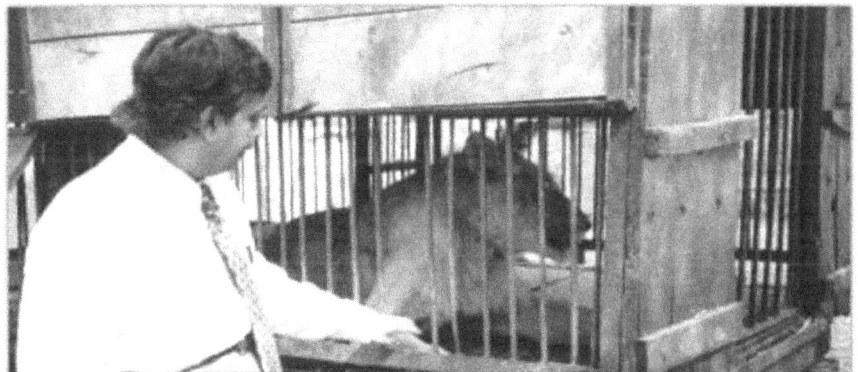

Mestre Curador, Dr. Pankaj Naram curando pelo pulso um leão, o rei da selva

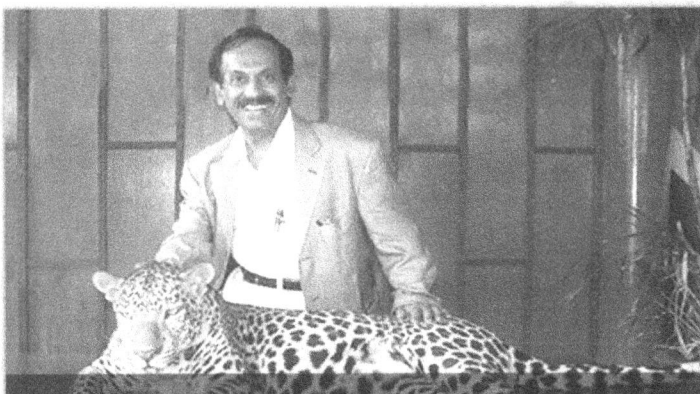

Mestre Curador, Dr. Pankaj Naram curando pelo pulso um leopardo.

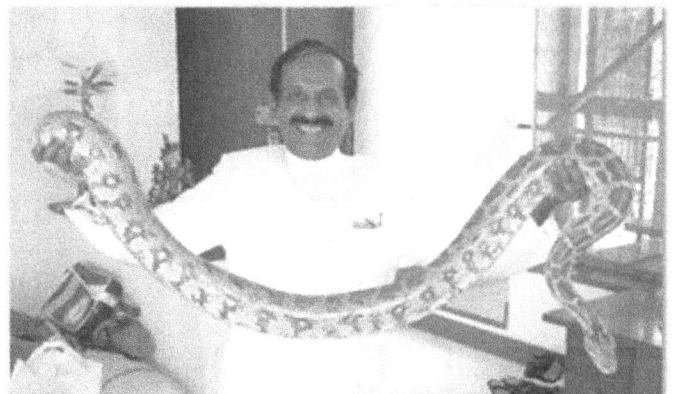

Dr. Naram curando pelo pulso e dando remédios caseiros para feridas a uma jibóia gigante.

TIGRE

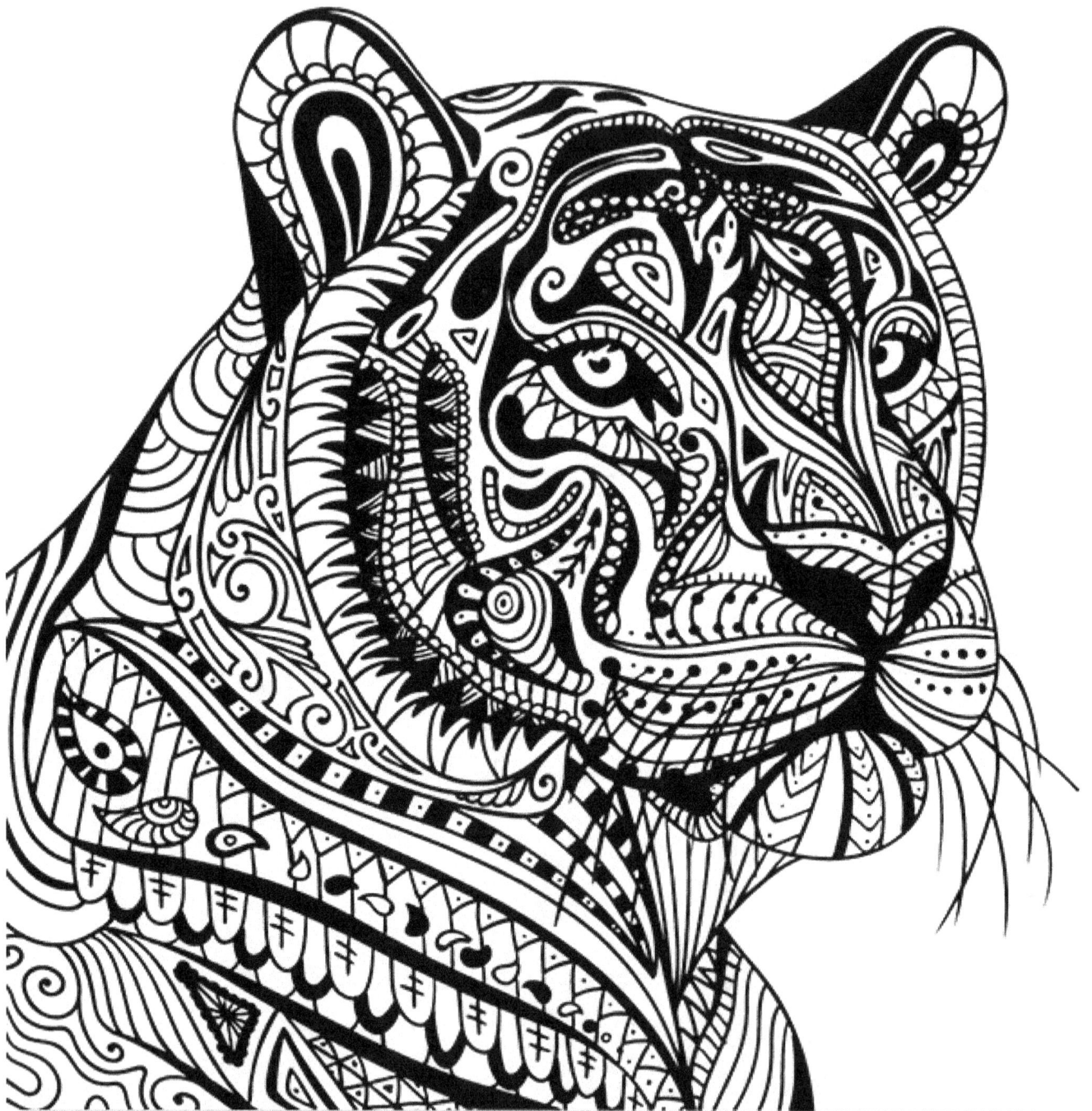

Os tigres são as maiores espécies de felinos do mundo, atingindo até 3,3 metros (quase 11 pés) de comprimento e pesando até 670 libras ou seja, 303,9kg!

LEÃO

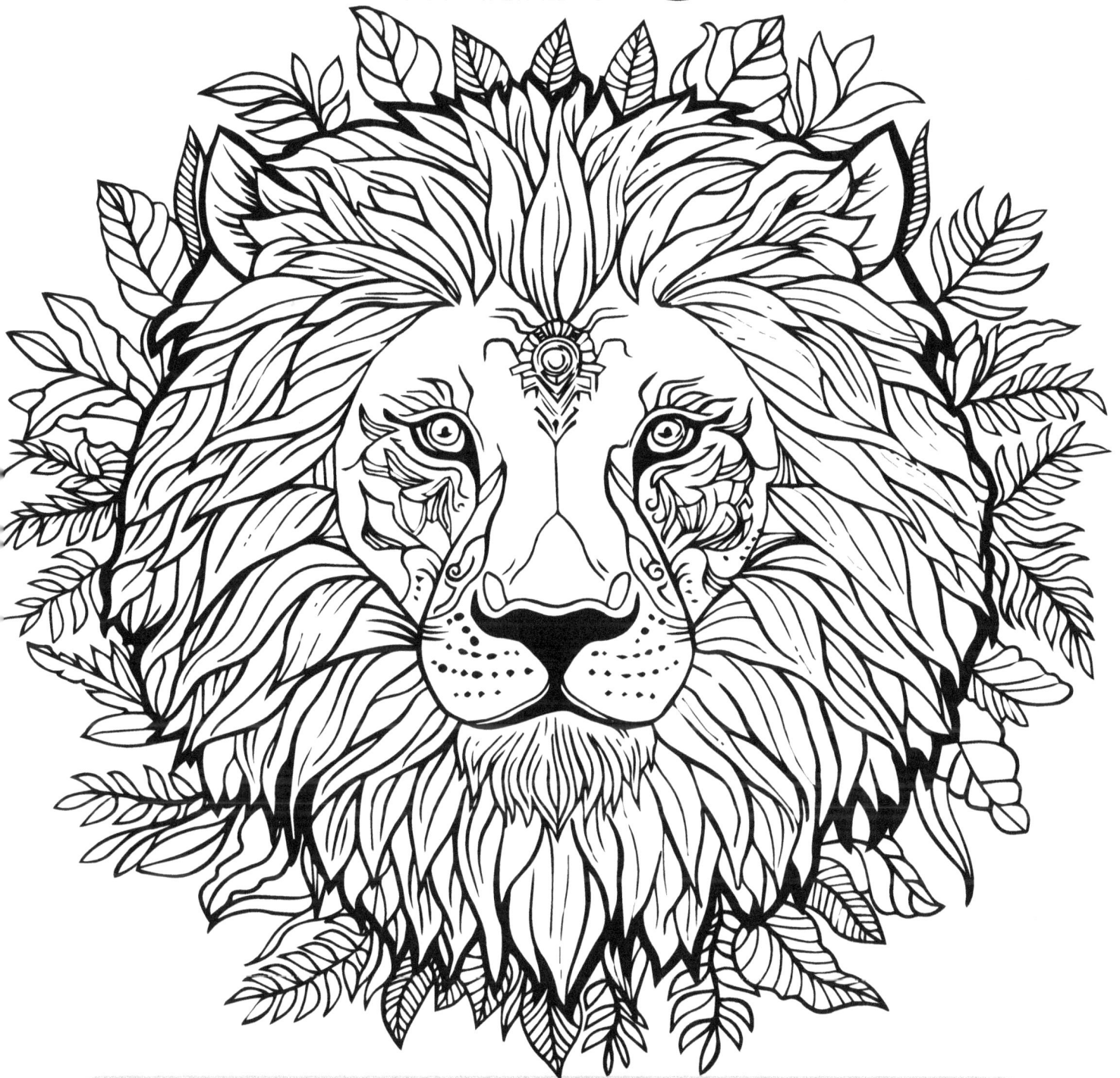

Os leões africanos foram admirados ao longo da história como símbolos de coragem e força.

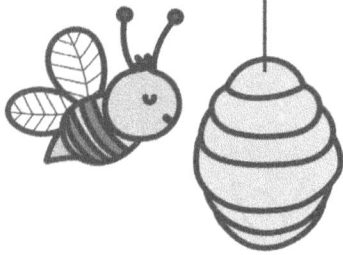

Dr. Giovanni Brincivalli
Para socorrer!

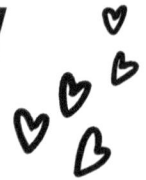

Para socorrer! Dr. Giovanni é um dos amigos e colegas de longa data do Dr. Naram. Um dia, Dr. Giovanni foi chamado por um apicultor que tinha abelhas doentes. Um parasita destrutivo que infectou as abelhas com um vírus e elas pararam de produzir mel e começaram a morrer.

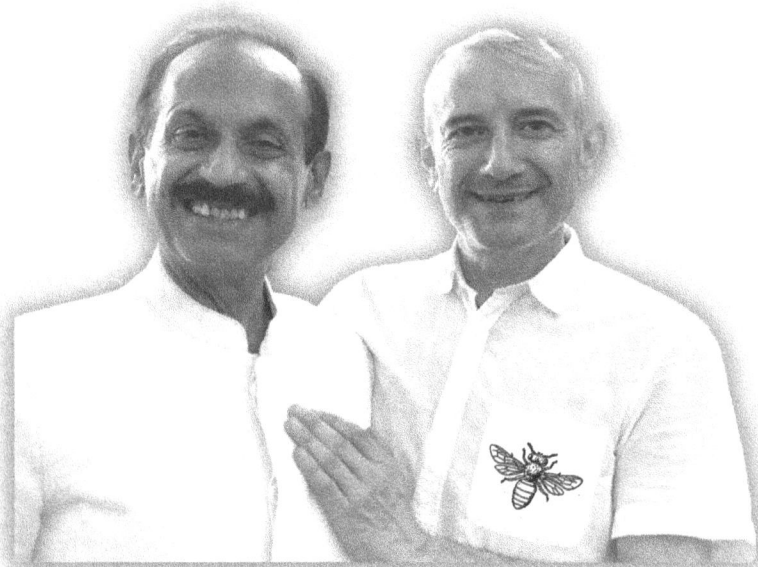

Dr. Naram e Dr. Giovanni

Dr. Giovanni fez algumas pesquisas e descobriu que esse tipo de infecção deixa as abelhas fracas, elas não voam e algumas perdem todos os pêlos do corpo. Dr. Giovanni lembrou-se que Dr. Naram tratava de pacientes com remédios de Antigos Segredos para imunidade e queda de cabelo. Ele e o apicultor esmagaram algumas das ervas do Dr. Naram, misturaram com mel e alimentaram as abelhas. Pouco tempo depois, o apicultor chamou Dr. Giovanni e disse-lhe que o cabelo das abelhas nas costas estava a crescer e elas pareciam mais saudáveis e fortes.
ASMC, página 187

Seja grato!

Nós amamos-lhe Dr. Giovanni!

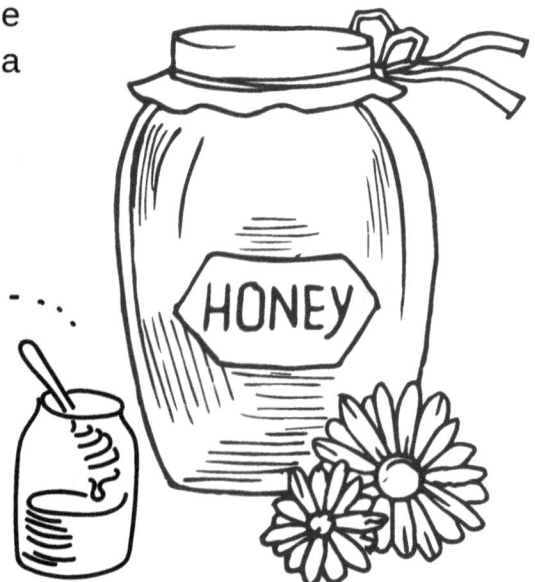

HONEY

ABELHAS

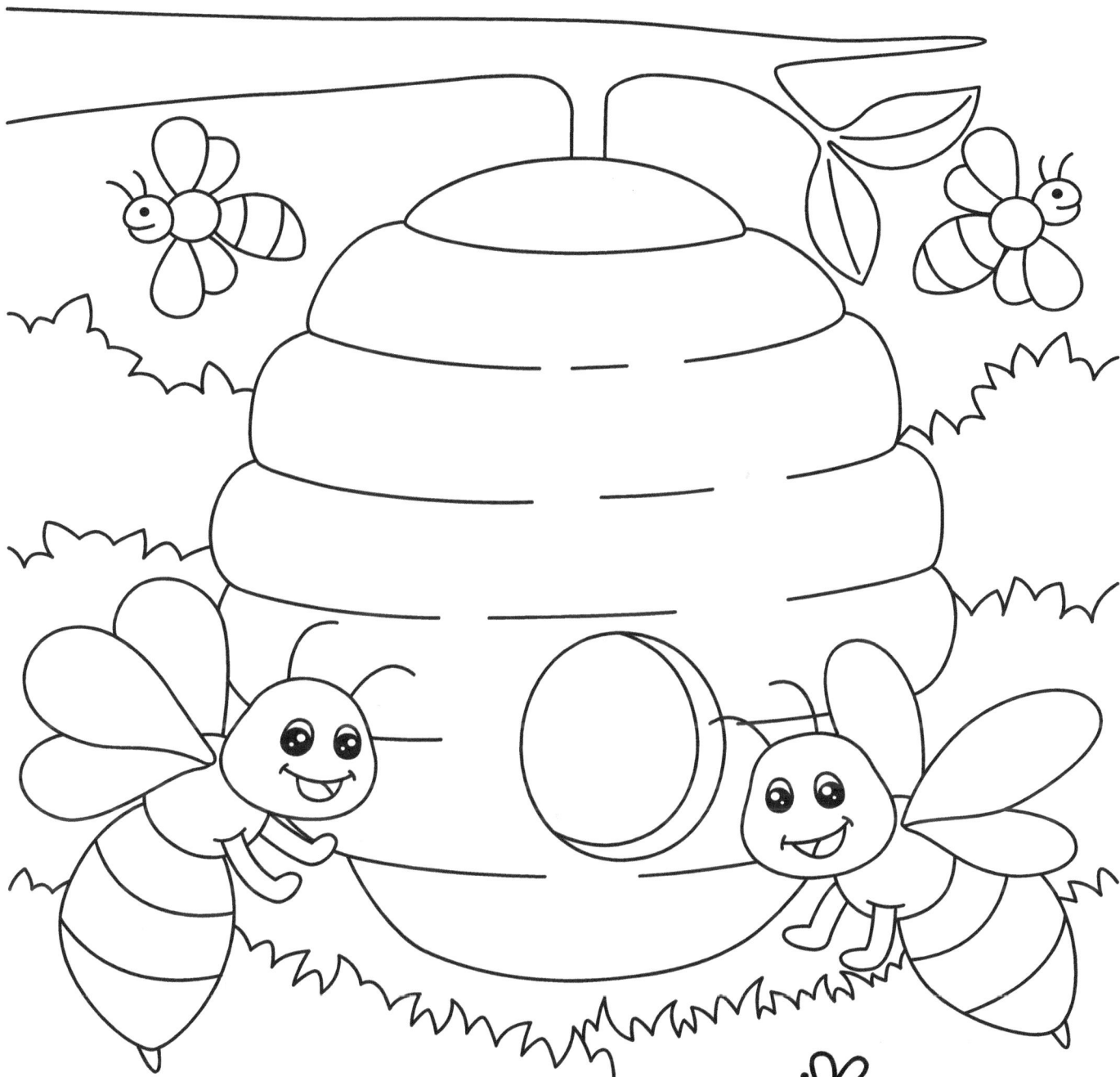

A razão pela qual as abelhas são tão barulhentas é porque elas batem as asas 11.400 vezes num minuto!

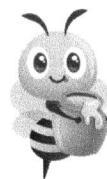

Ajude o apicultor a chegar à colmeia

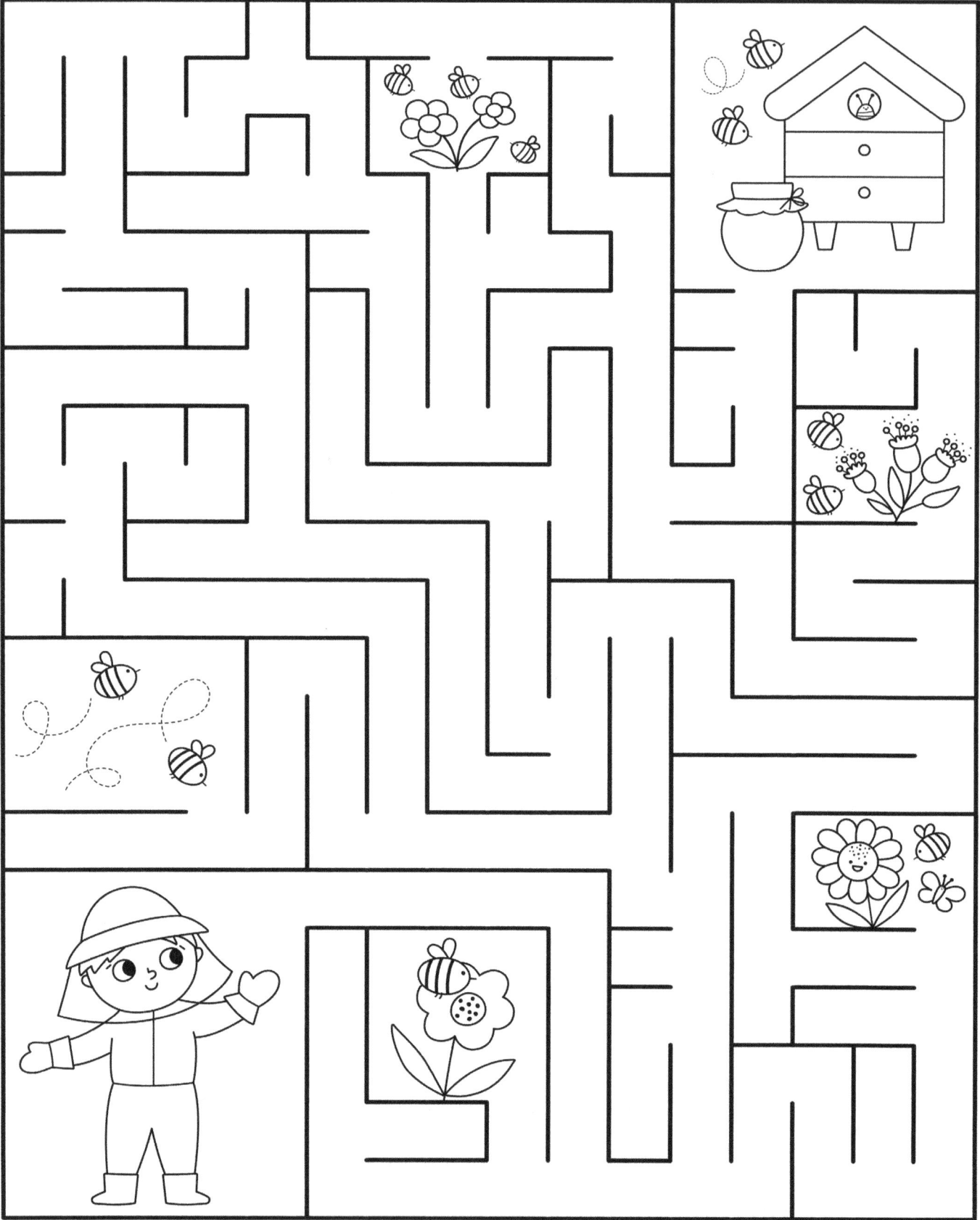

Use a sua imaginação para decorar o favo de mel com as suas cores e desenhos favoritos.

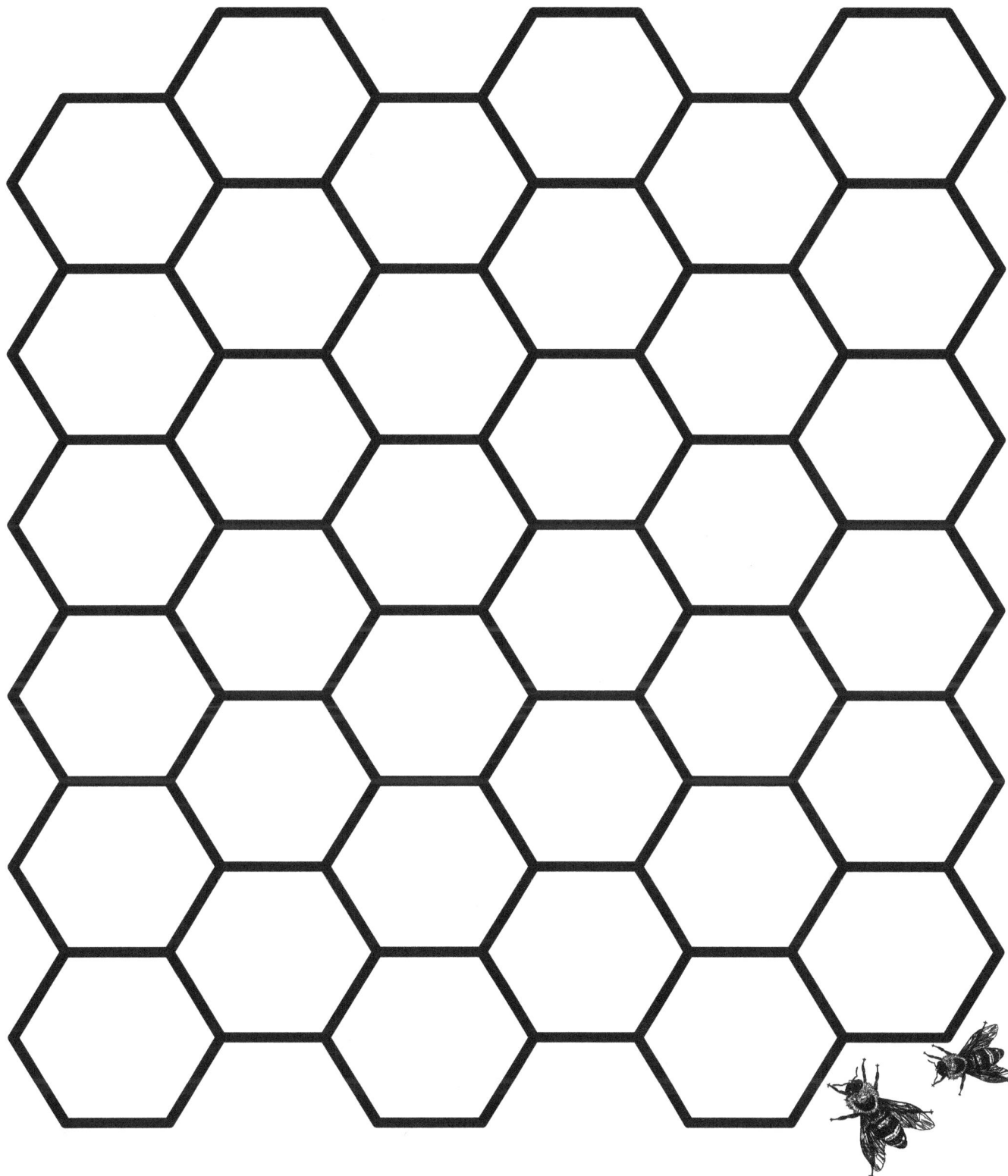

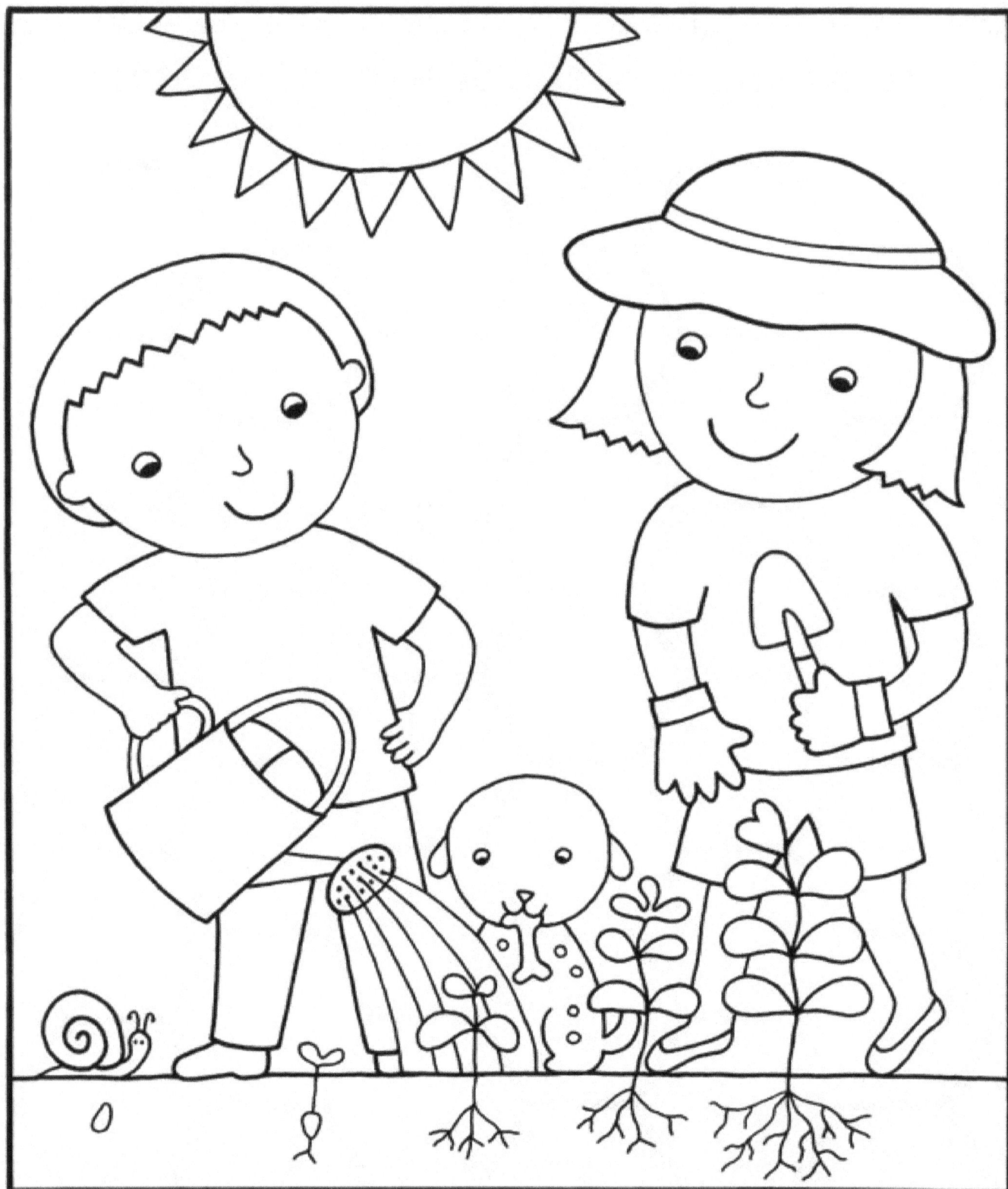

Antigos Segredos de cura funcionam em seres humanos, animais e também em plantas! Mas como?

ASMC, página 189

Dr. Naram disse que existem

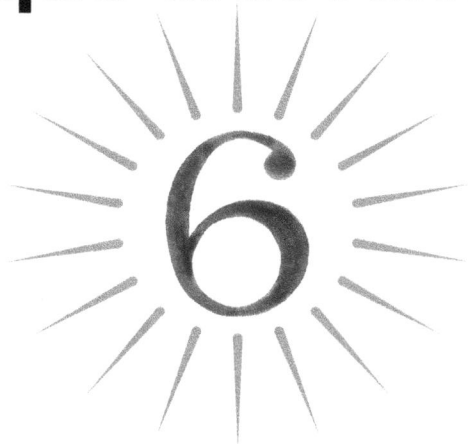

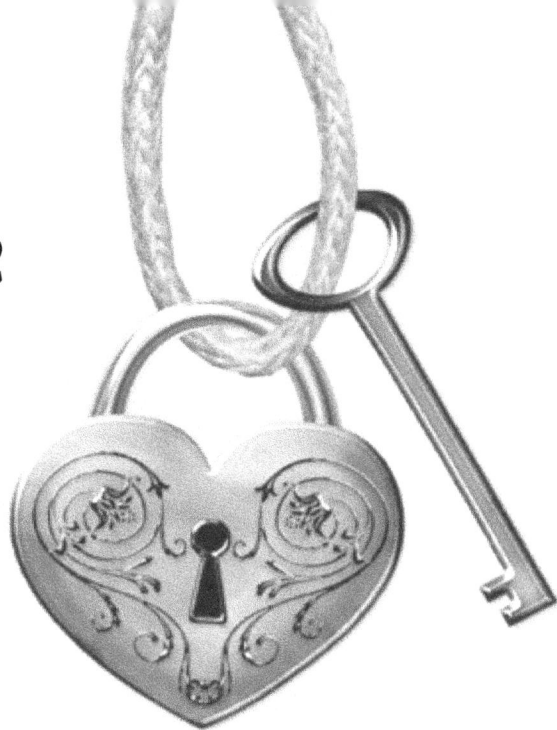

6

Chaves secretas do Siddha-Veda:

1) Dieta

2) Fórmulas à base de ervas

3) Remédios caseiros

4) Marmaa Shakti

5) Estilo de vida

6) Panchkarma ou Asthakarma

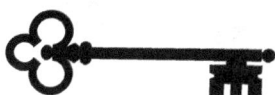

"Siddha-Veda tem seis chaves secretas de cura mais profunda, que podem transformar o corpo, a mente e as emoções de qualquer pessoa." - Dr. Naram

ASMC, página 81

Antigos Segredos, Chave 1: Dieta

"Tudo pode ser um veneno ou um remédio, dependendo de como o usar."

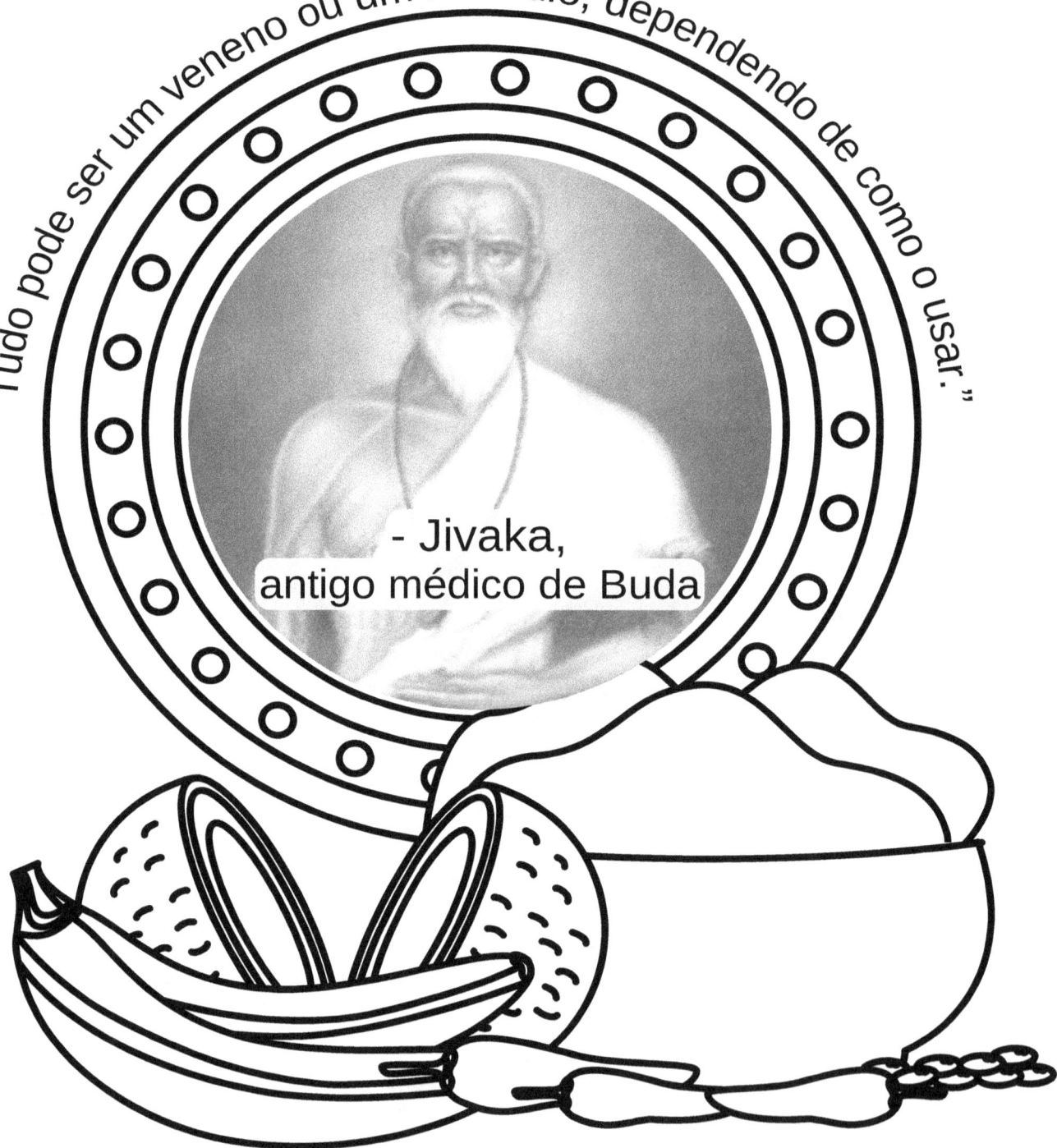

- Jivaka,
antigo médico de Buda

Dieta - o que come e o que evita comer pode ajudar-lhe a manter-se saudável e feliz.

Qual é o seu fruto favorito?

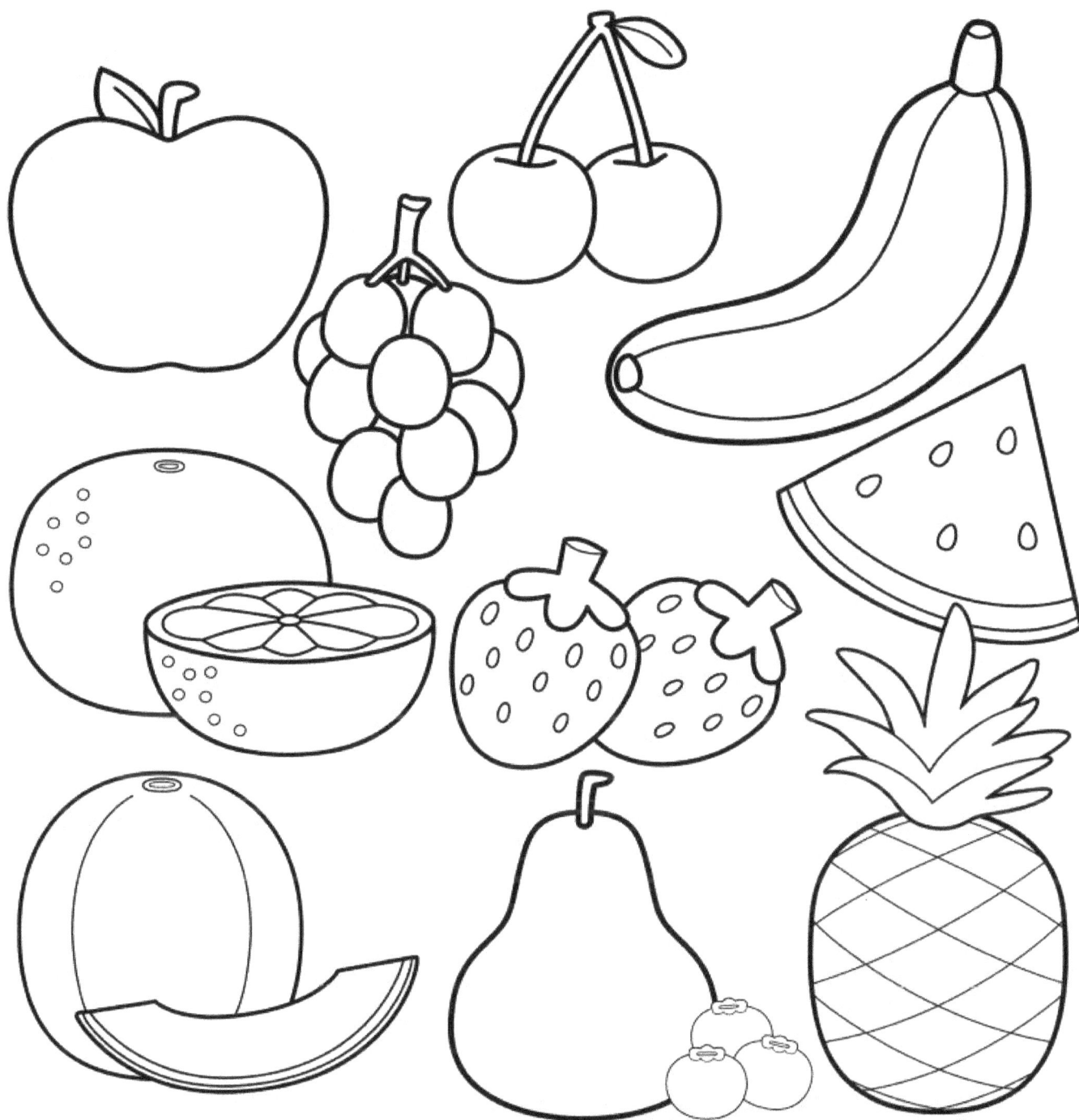

"Se mudar a sua alimentação, pode mudar o seu futuro." - Dr. Naram

Sopa Milagrosa de Feijão Mung

A sopa de Mung, em Português conhecido por suroco, é uma das muitas ferramentas poderosas partilhadas por Dr. Naram no livro 'Antigos Segredos de um Mestre Curador'.

Por que comer Sopa de Mung?

O Mung é um alimento incrível! O seu corpo beneficia-se de várias formas quando come esta super SOPA:

- Ajuda a equilibrar todos os tipos de Doshas no corpo (Vata, Pitta e Kapha)
- Ajuda a eliminar as coisas que se acumulam no interior do corpo, obstruindo os nossos corpos (chamadas toxinas, ou 'aam').
- Ajuda o seu corpo a curar-se com a velocidade da super SOPA! (Especialmente com vegetais cozidos.)
- É rico em vitaminas, minerais e proteínas (uma das melhores fontes como planta!)
- Tantos outros benefícios incríveis – por isso, o seu corpo vai-lhe amar!

A Receita da Sopa de Feijão Mung do Dr. Naram está incluída no final deste livro!

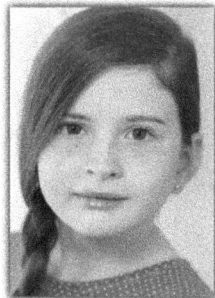

O Magnífico Transporte Móvel de Mung (abaixo) foi cuidadosamente Desenhado por **Harper Thompson**

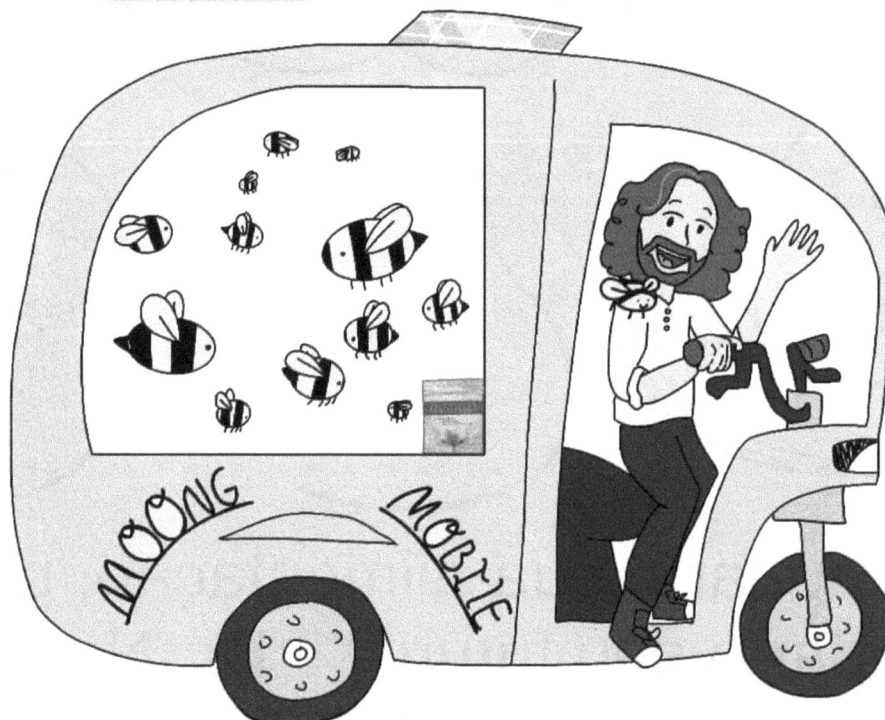

Dr. Clint Rogers no Transporte Móvel de Mung

Informações Nutricionais do Feijão Mung

Uma chávena (7 onças ou 202 gramas) de feijão mung cozido contém (referência):

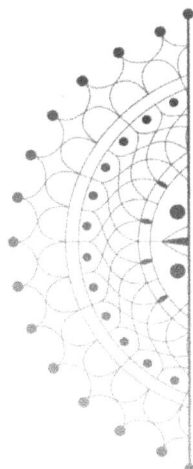

Calorias: 232
Gordura: 0,8 gramas
Proteínas: 14,2 gramas
Carbohidratos: 38,7 gramas
Fibra: 15,4 gramas
Folato (B9): 80% da Referência Diária (RDI)
Manganês: 30% do RDI
Magnésio: 24% do RDI
Vitamina B1: 22% do RDI
Fósforo: 20% do RDI
Ferro: 10% do RDI
Cobre: 10% do RDI
Potássio: 15% do RDI
Zinco: 11% do RDI
Vitaminas B2, B3, B5, B6 e selénio

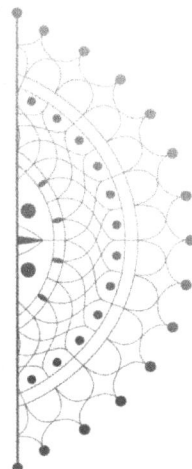

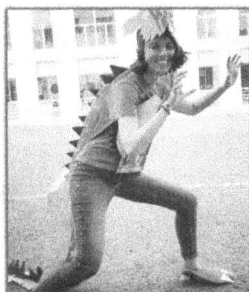

Sopa de Feijão Mung ©

Artwork por **Maryam Khalifah**

· ★ ·

MaryamArtIllustration.com

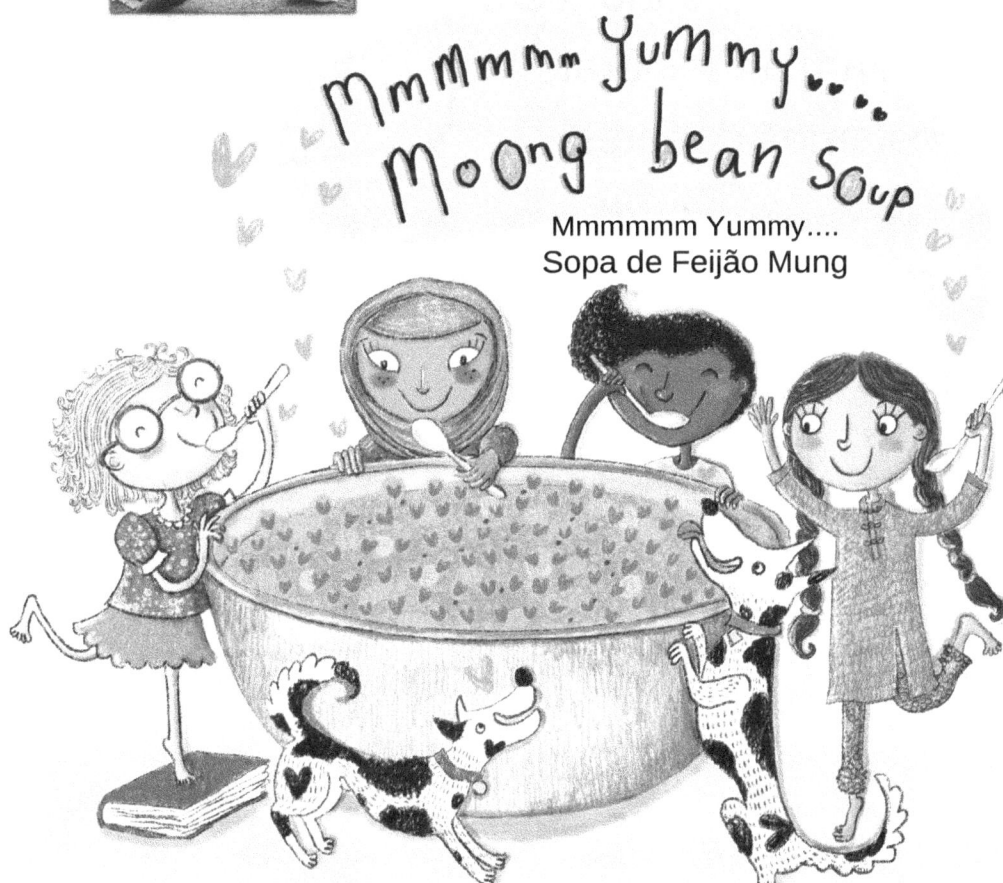

Mmmmm Yummy....
Moong bean soup

Mmmmmm Yummy....
Sopa de Feijão Mung

Eu não vim para te ensinar. Eu vim para te amar. O amor vai te ensinar.- Dr. Pankaj Naram

Antigos Segredos, Chave 2: Fórmulas à base de Ervas

Fórmulas à base de ervas - estas fórmulas são feitas de plantas e especiarias que os antigos mestres sabiam misturar e usar para ajudar as pessoas. Estas fórmulas à base de ervas ainda funcionam hoje e nos ajudam a permanecer saudáveis ou nos ajudam a melhorar quando estamos doentes.

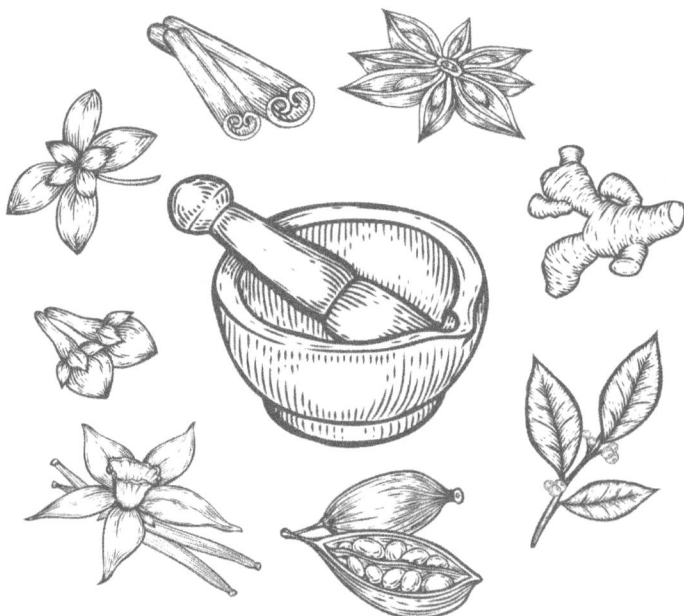

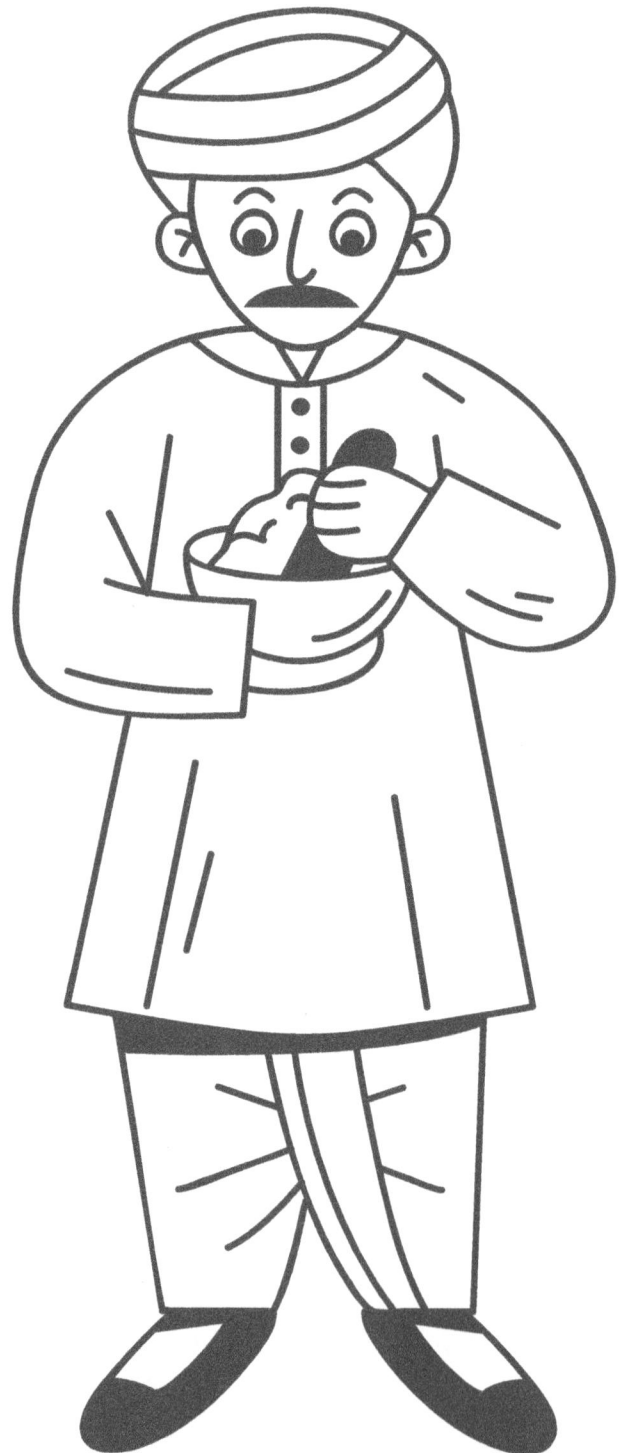

Antigos Segredos, Chave 3: Remédios Caseiros

Os Antigos Segredos que ajudaram as abelhas podem ajudar-lhe também?

Alguns dos melhores remédios podem ser misturados na sua própria cozinha. Aqui está o remédio caseiro de Antigos Segredos que pode ajudar a aumentar a sua imunidade para que fique menos vezes doente e se recupere mais rapidamente.

Remédio Caseiro Para Imunidade*

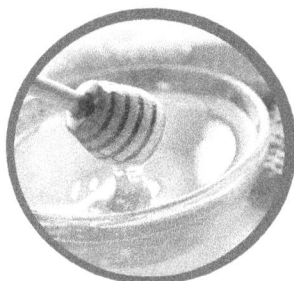

1 COLHER DE CHÁ DE MEL

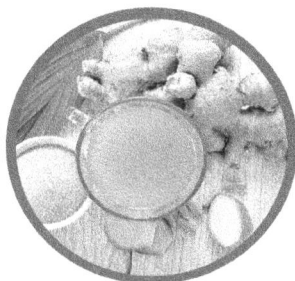

1/2 COLHER DE CHÁ DE GENGIBRE

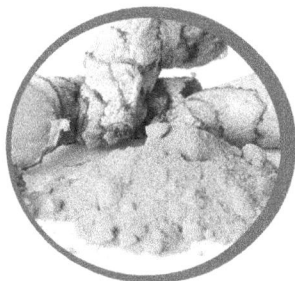

1/2 COLHER DE CHÁ DE AÇAFRÃO

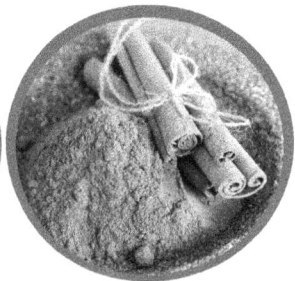

1/4 COLHER DE CHÁ DE CANELA EM PÓ

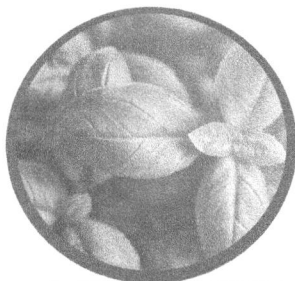

11-12 TULSI (FOLHAS DE MANJERICÃO)

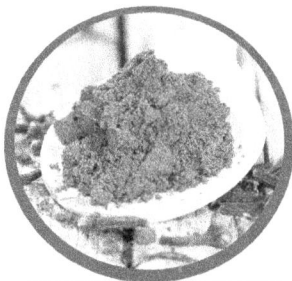

1/8 COLHER DE CHÁ DE CRAVO EM PÓ

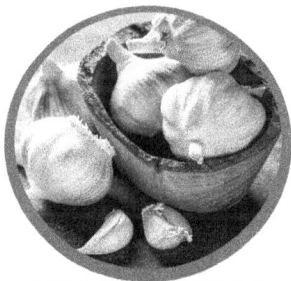

1 DENTE DE ALHO

Misture todos os ingredientes em meio copo de água morna e tome 2 a 4 vezes ao dia.

Observações:
- O dente de alho é opcional (se, por motivos religiosos, evita o alho, não precisa de incluir).
- Alguns recomendam não dar mel aos bebés com menos de 1 ano.
- Por favor, leia as instruções do médico na última página

Antigos Segredos, Chave 4: Marmaa Shakti

Os antigos mestres conheciam os pontos de energia do corpo.
Quando esses pontos são pressionados, eles podem
ajudá-lo de diferentes maneiras.

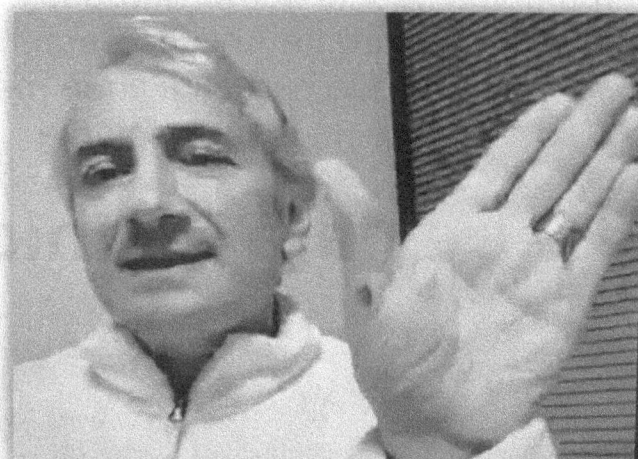

Foto 1

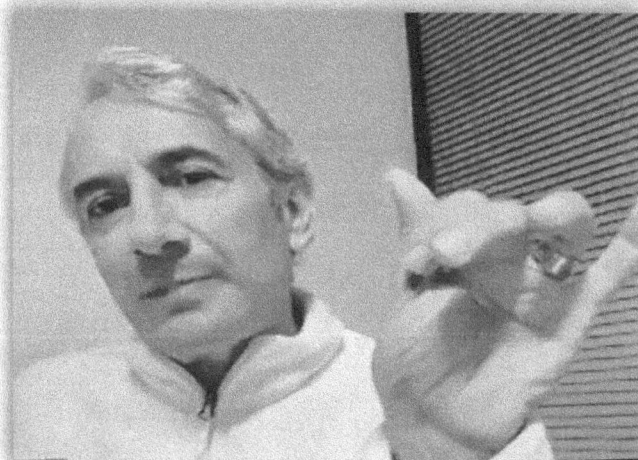

Foto 2

Dr. Giovanni partilha o ponto Marmaa Shakti para Aumentar a Memória e a Concentração

Na foto 1: Observe o ponto no polegar esquerdo do Dr. Giovanni - este é o ponto que precisa de pressionar com firmeza.

Na foto 2: Dobre o dedo indicador da mão esquerda para baixo e pressione esse ponto com firmeza 6 vezes. Faça isso 6 vezes ao longo do dia.

*Para descobrir muitos pontos de Marmaa Shakti que podem ajudar em várias coisas, consulte 'Antigos Segredos de um Mestre Curador'

Antigos Segredos, Chave 5: Estilo de Vida

Tirar um tempo para fazer exercícios, dormir adequadamente, meditar e/ou orar, e até quem escolher para ser seu amigo pode ter um impacto na sua saúde e felicidade.

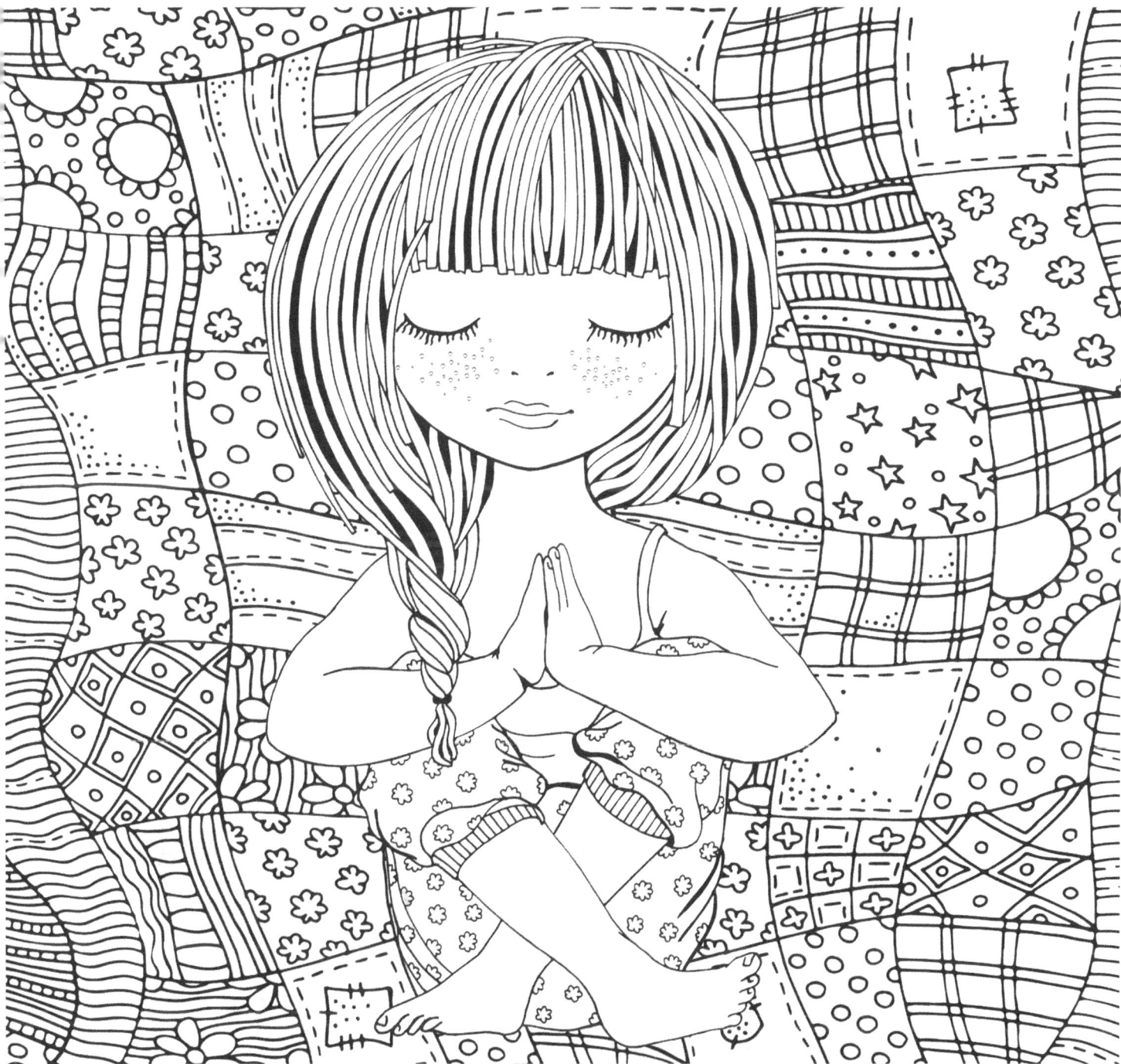

Tirar um tempo para meditar - isso ajuda a equilibrar o seu corpo, mente e alma.

Antigos Segredos, Chave 6: Panchkarma ou Asthakarma

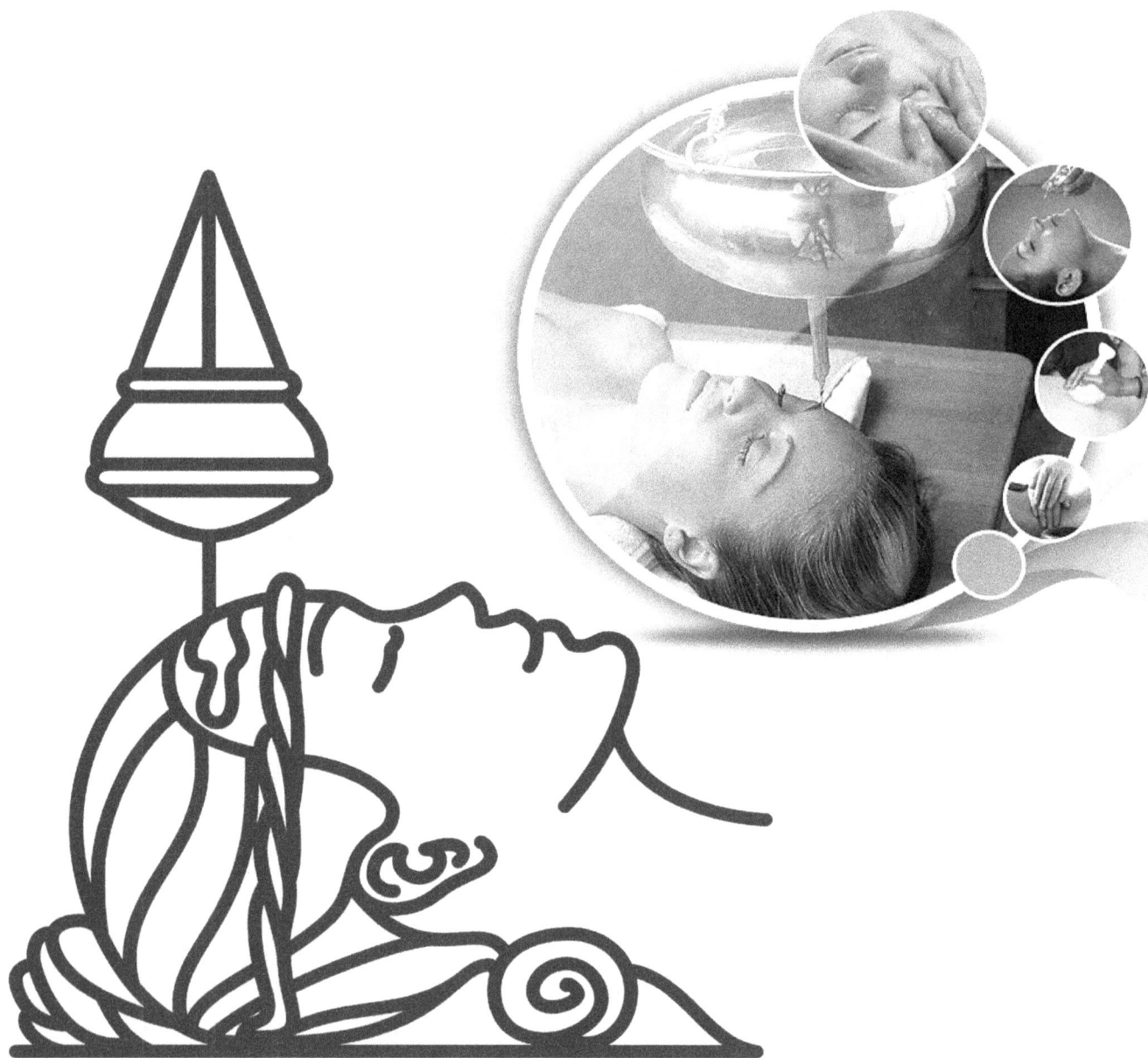

PANCHKARMA é um processo antigo que leva várias semanas e envolve mudanças nutricionais, massagens e muito mais.

Este processo pode ajudar a limpar o corpo de toxinas e pode ajudar a sentir-se mais saudável e enérgico.

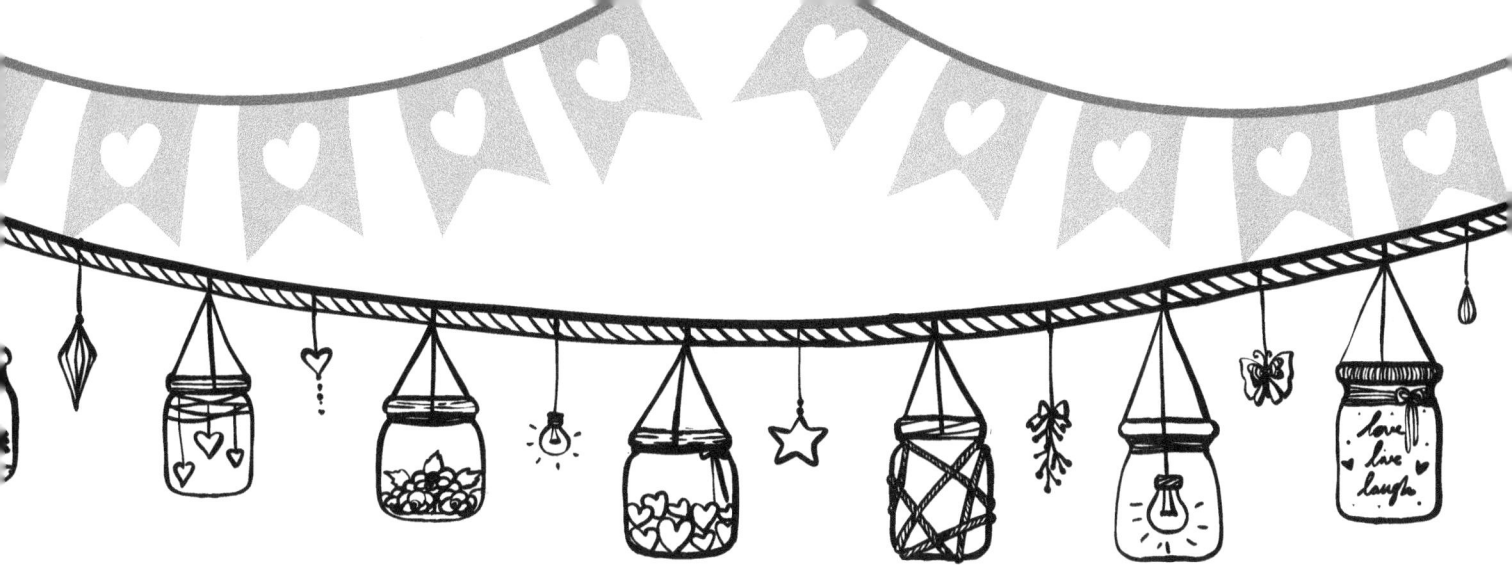

Um Antigo Segredo é praticar 'Atithi Devo Bhava'

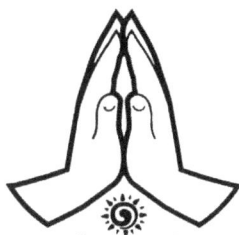

atithi devo bhava

Atithi Devo Bhava

significa "trate um convidado
inesperado como se fosse Deus
(ele ou ela) que tenha
vindo visitá-lo".

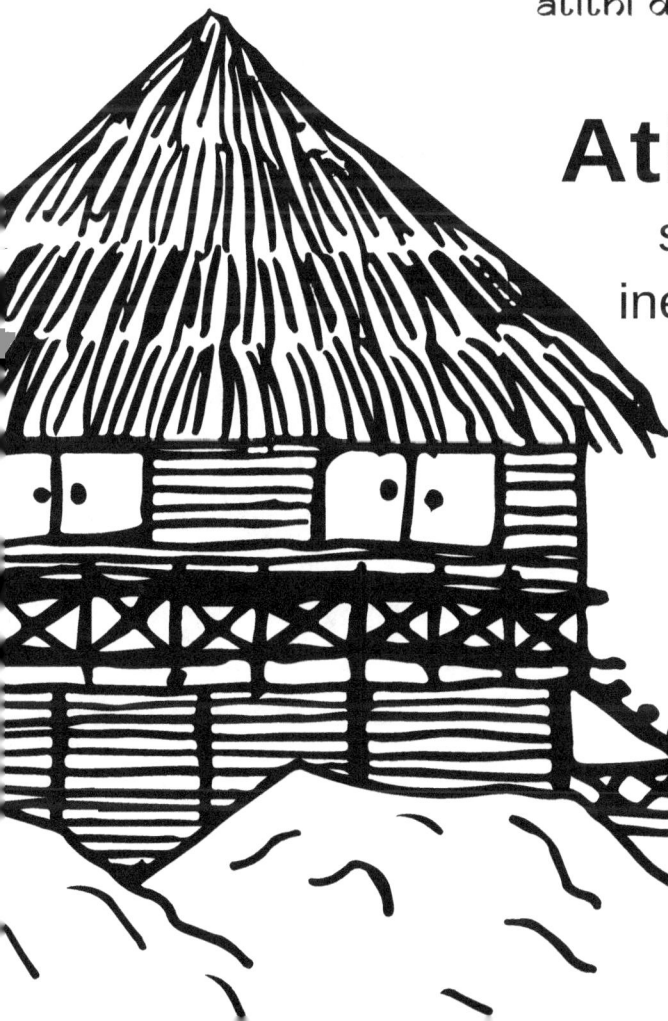

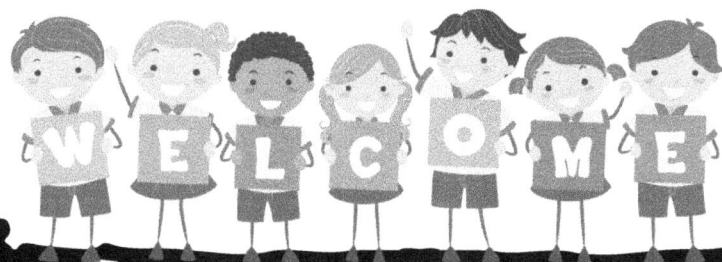

WELCOME

Dr. Clint e Milo

Às vezes, um "convidado inesperado" pode surgir nas nossas vidas sob a forma de um desafio.

Para Dr. Clint, foi um desafio quando Dr. Naram faleceu, e ele estava a sentir-se muito sozinho. Na manhã seguinte ao culto da oração por Dr. Naram, Dr. Clint estava a andar pelas ruas de Mumbai, muito triste. De repente, apareceu um cão que não saía do seu lado. Eles logo se tornaram melhores amigos e este cão, Milo, lembrou ao Dr. Clint que nunca estamos sozinhos e que milagres acontecem. Foi assim que eles começaram o "The Miracle Experiment Game" (Jogo de Experiências Milagrosas) juntos. Agora, pessoas de todo o mundo podem juntar-se para ver os milagres a acontecerem nas suas vidas, aplicando estes Antigos Segredos. *ASMC, página 274*

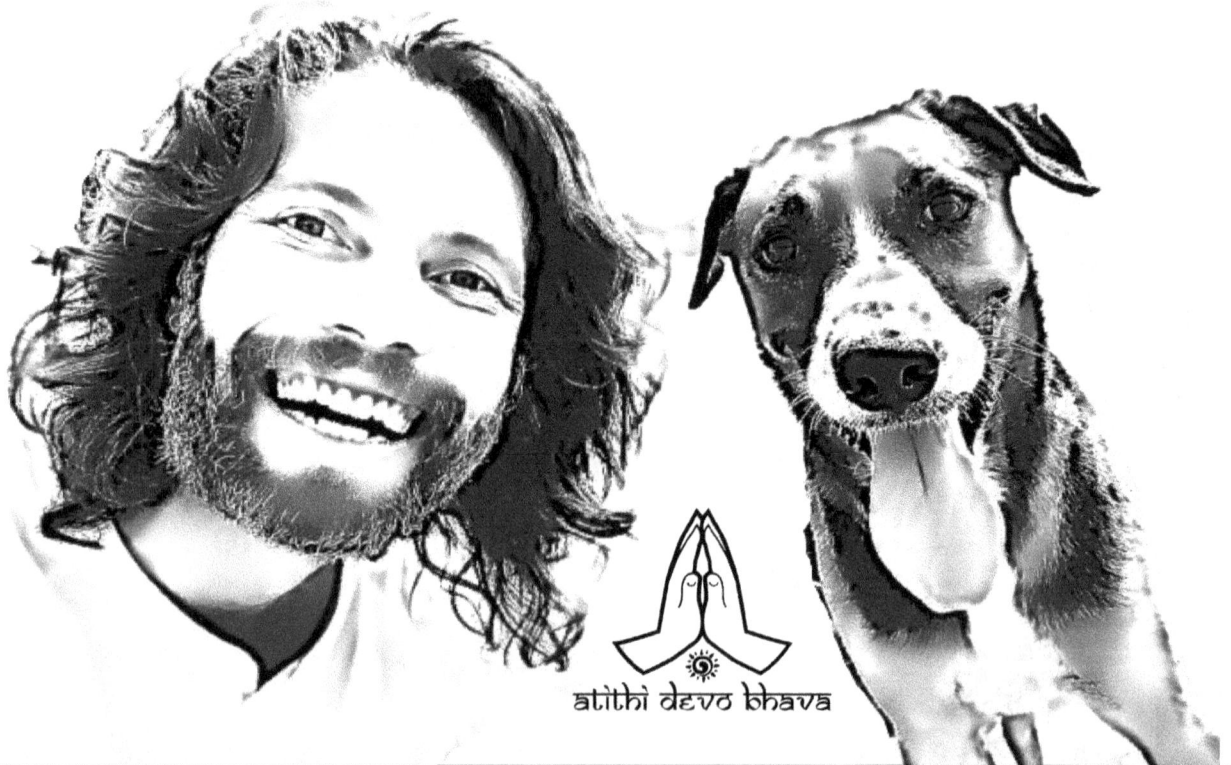

atithi devo bhava

O que é um 'convidado inesperado' ou desafio que surgiu na sua vida que acabou por ser um presente?

CÃES

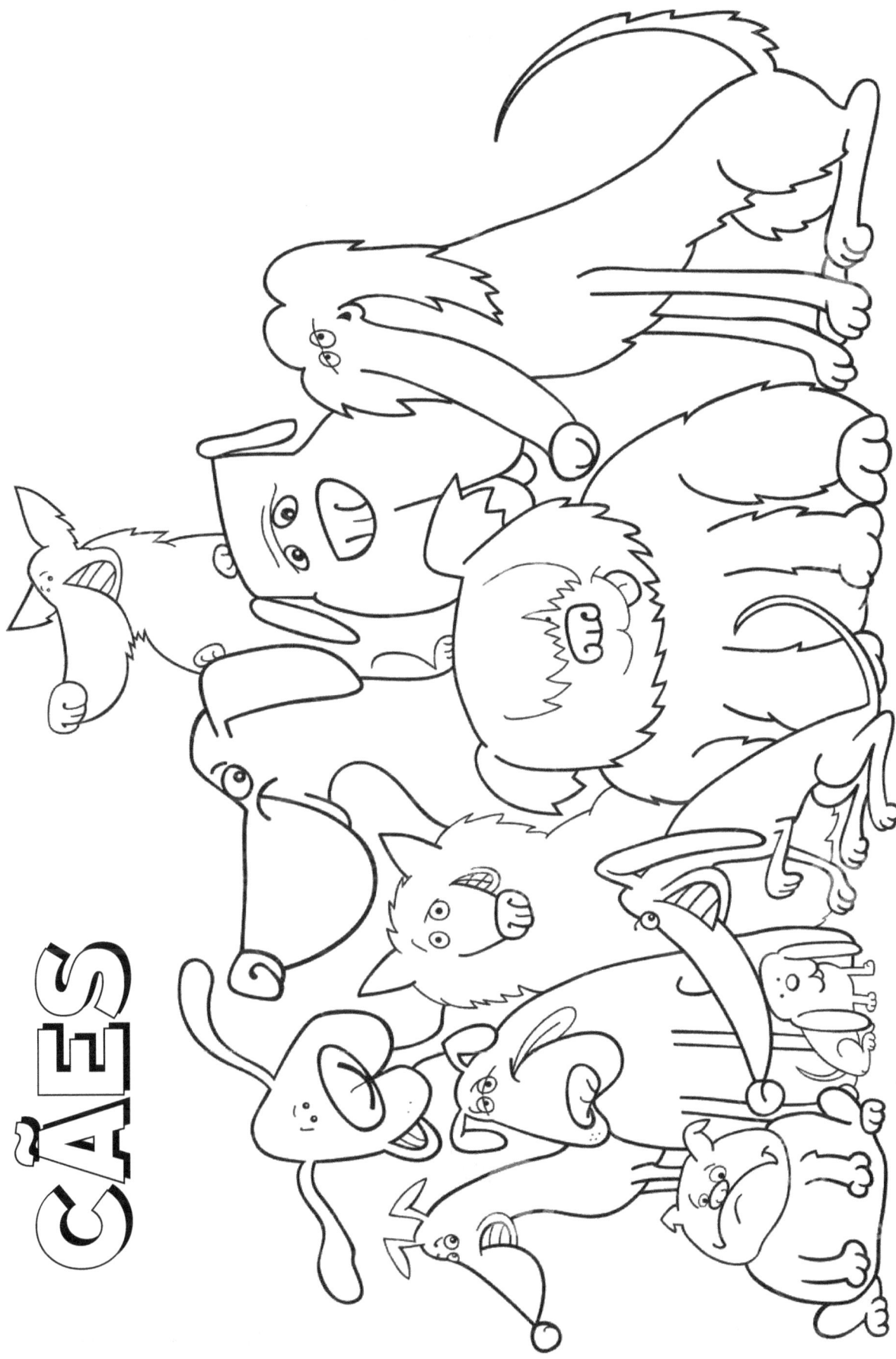

Assim como as pessoas, os cães vêm em todas as formas e tamanhos - cada um é único e especial, assim como você!

VACAS

Como parte do "Miracle Experiment Game" ou seja, Jogo de Experiências Milagrosas, Dr. Clint pede às pessoas que se esforcem para alimentar os animais (especialmente cães, vacas e corvos).

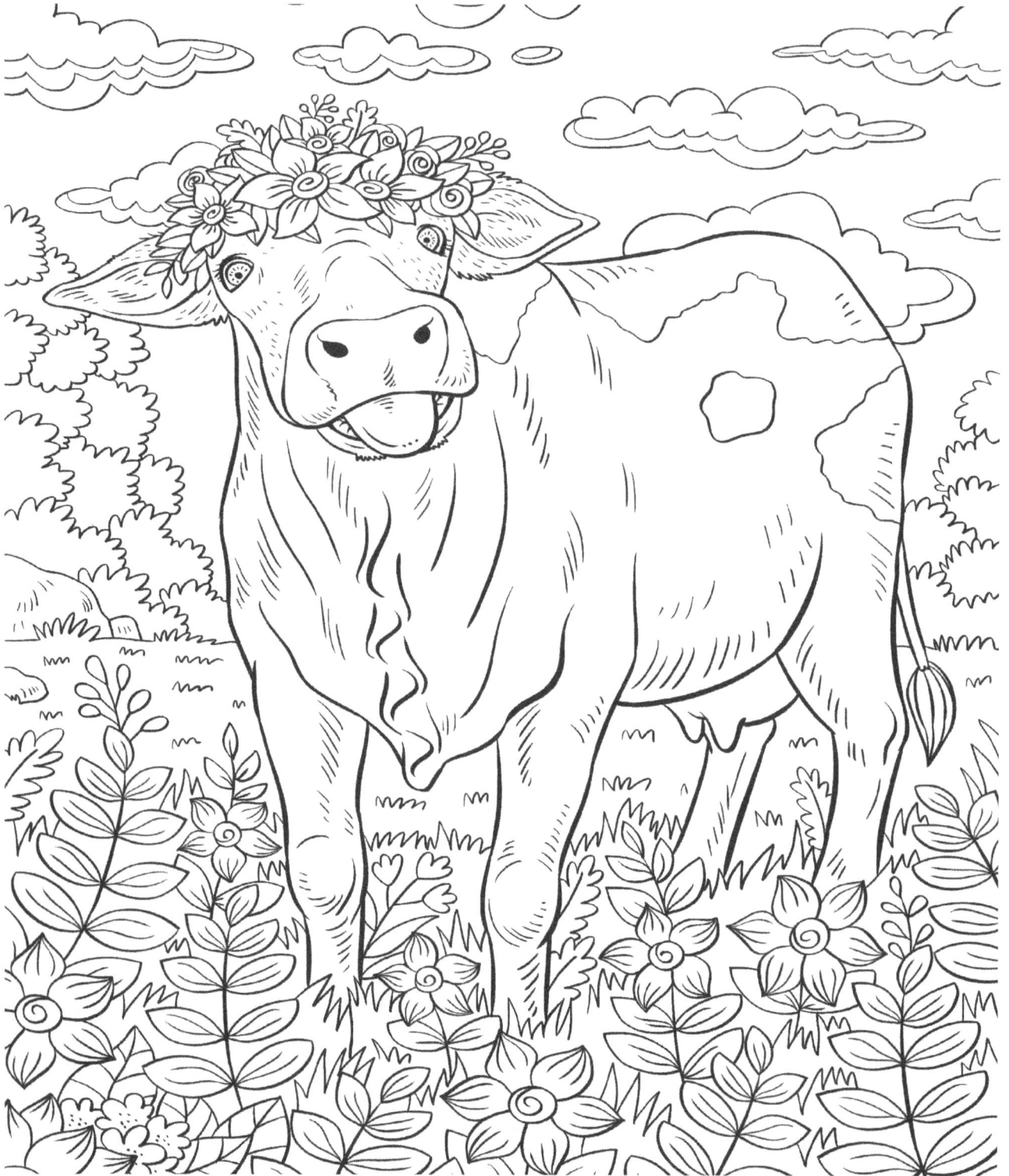

As vacas são animais favoritos em muitos países; elas servem como um símbolo de riqueza, força e abundância.

O que é mais importante na vida?

Dr. Naram diz que 3 das coisas mais importantes são:

- saber o que quer,

- para alcançar o que quer,

- e usufruir o que tiver alcançado.

Antigos Segredos podem ajudar-lhe a alcançar estas três coisas.

ASMC, página 216

ACREDITAR EM VOCE

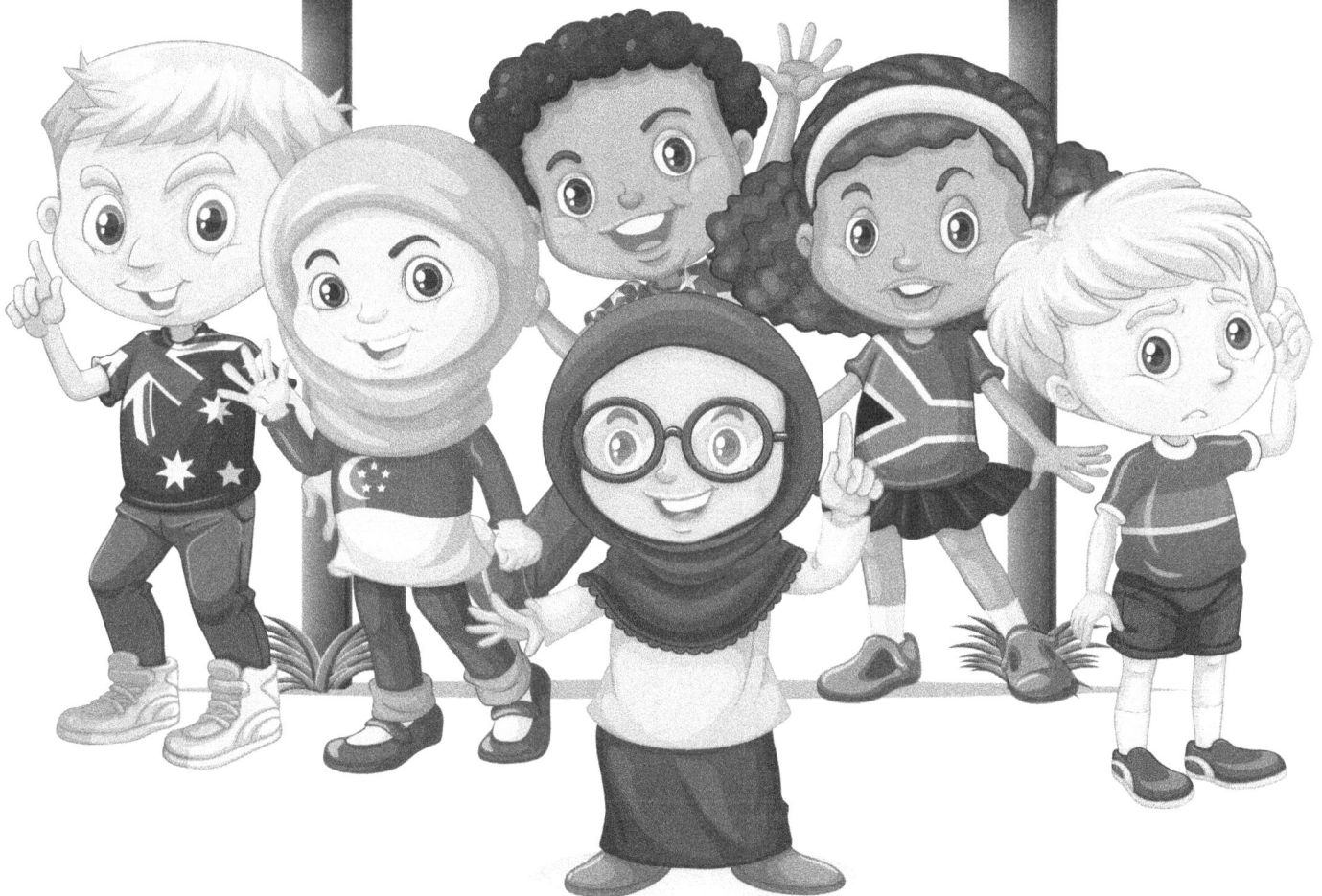

"Nos últimos 6 mil anos da história da humanidade, a maior necessidade das pessoas não é o amor, mas a compreensão." - Dr. Naram

ASMC, página 72

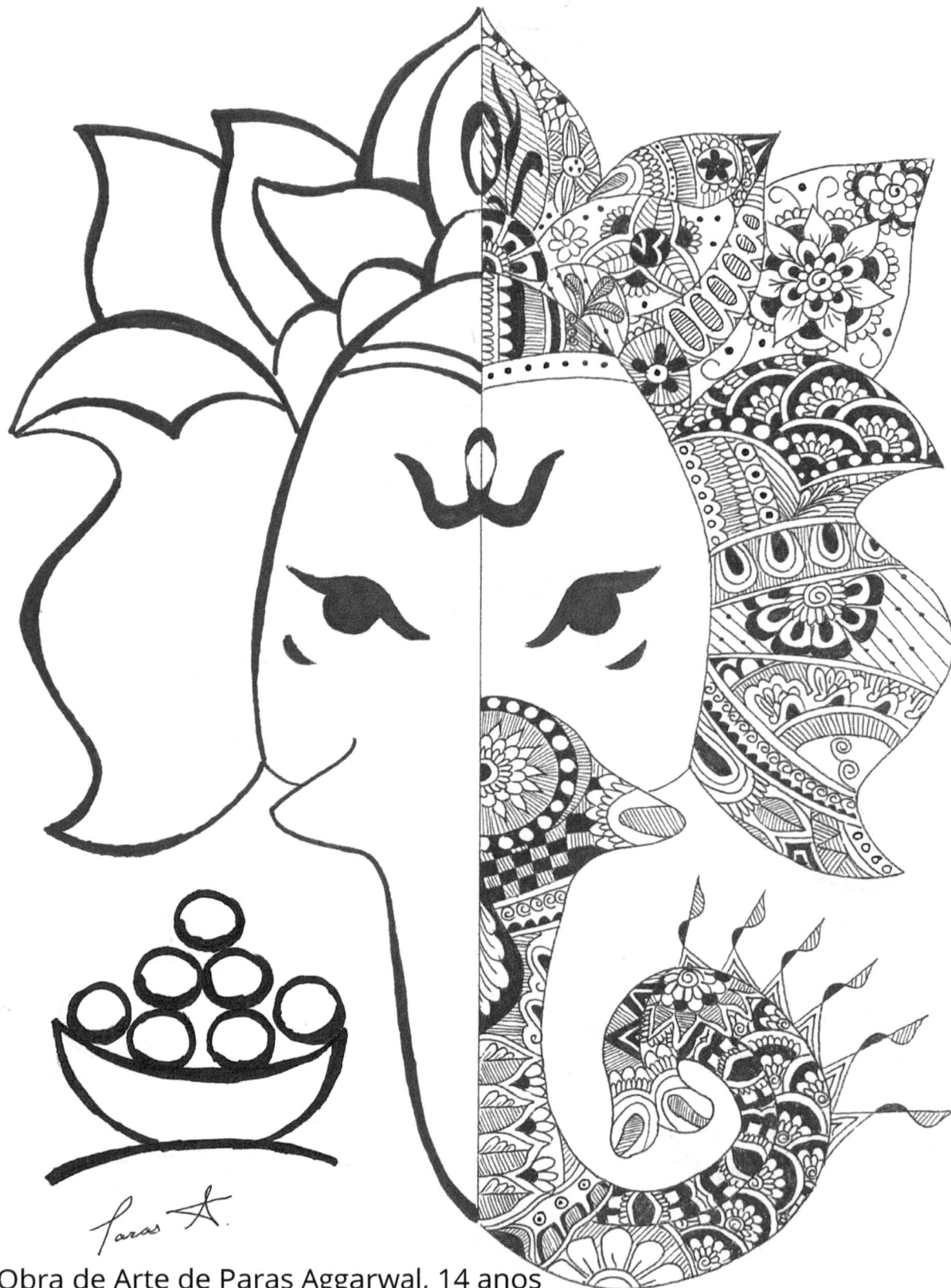

Obra de Arte de Paras Aggarwal, 14 anos

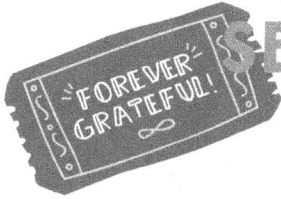

•GRATIDÃO•

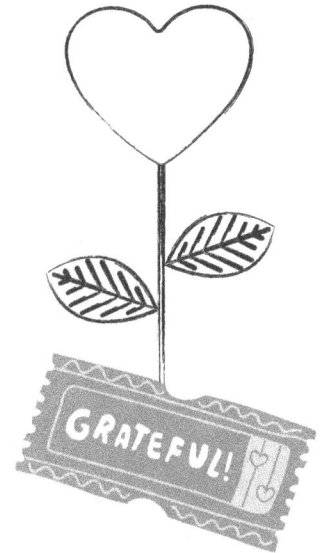

Liste 3 coisas pelas quais é grato:

1)

2)

3)

Liste 3 coisas que te fazem feliz:

1)

2)

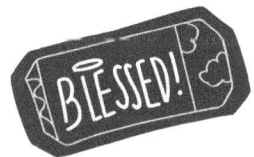

3)

QUANDO SENTE GRATIDÃO, O MEDO DESAPARECE E A RIQUEZA, A PLENITUDE APARECE

"Não importa quão grande seja o problema ou dificuldade, nunca desista da esperança!"

- Baba Ramdas
(Mestre do Dr. Naram)

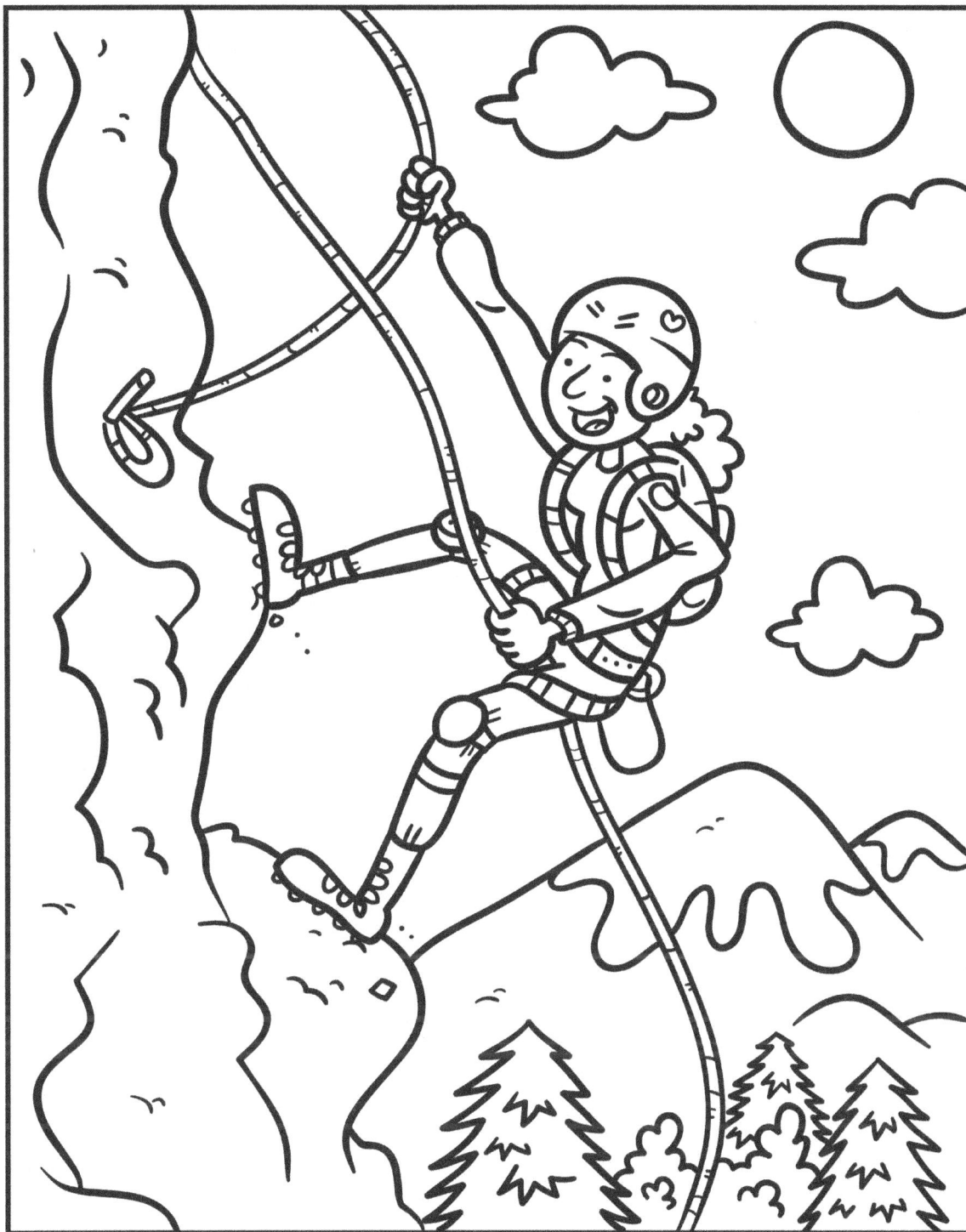

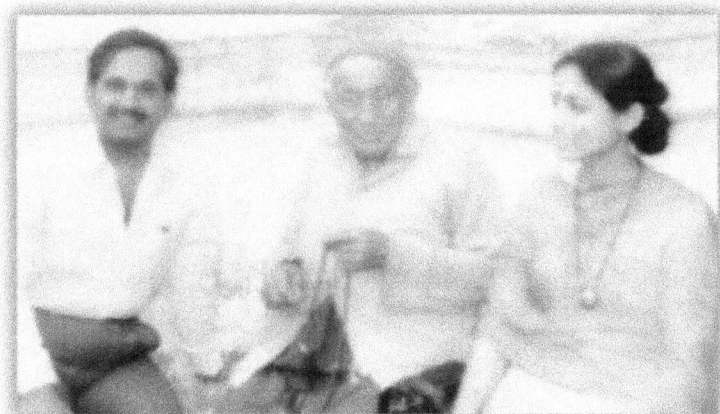

Dr. Pankaj & Smita Naram com Baba Ramdas

FLOR DE LÓTUS

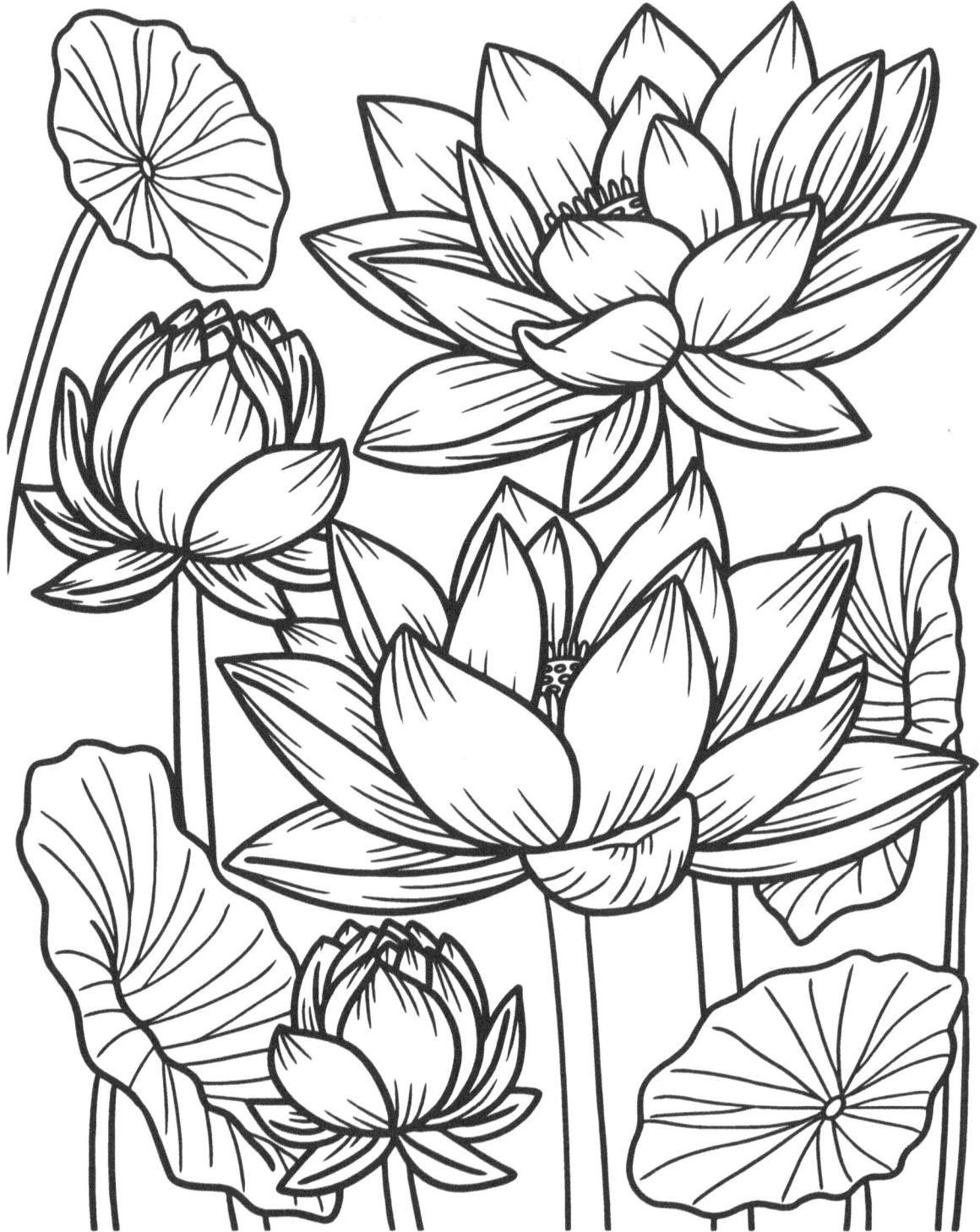

"Meu mestre disse que, assim como a flor de lótus branca e brilhante brotada da lama escura, compartilha o seu brilho e a fragrância com todos nós, também estes antigos segredos de cura se abrem para revelar a sua beleza de cura mais profunda para toda a humanidade. É simplesmente uma escola de pensamento à qual qualquer pode aderir e beneficiar-se dela- aprendendo como ajudar a si próprio e aos outros para uma cura cada vez mais profunda." - Dr. Naram

ASMC, página 252

ÁRVORE DA VIDA

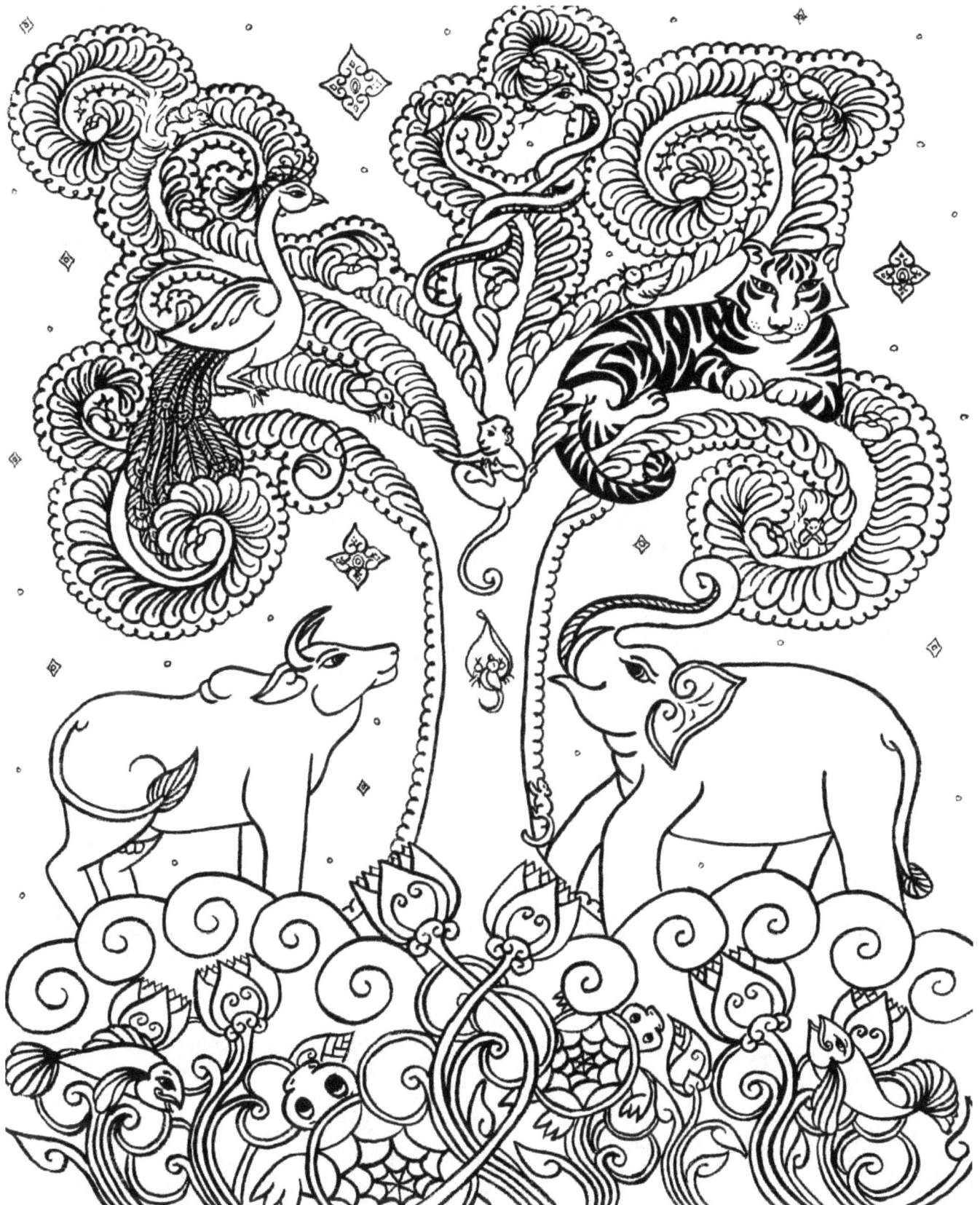

Ancient Secrets Foundation tem a missão de ajudar e proteger ánimais, árvores, crianças órfãs, plantas e toda a vida.

Estas crianças maravilhosas órfãs do Nepal estão a fazer pulseiras para mostrar o seu apoio às pessoas que foram afectadas pelo terramoto.

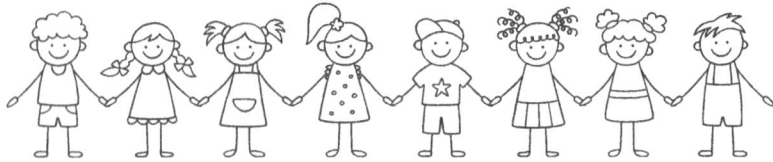

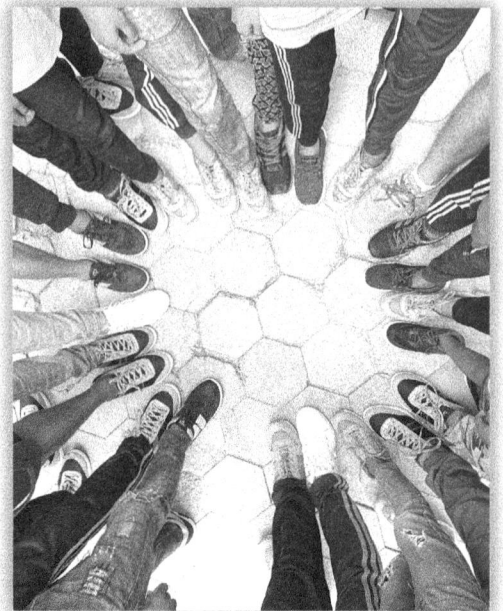

Ancient Secrets Foundation ajuda a apoiar as crianças como estas com elementos necessários como sapatos e roupas, materiais educativos, amor e apoio.

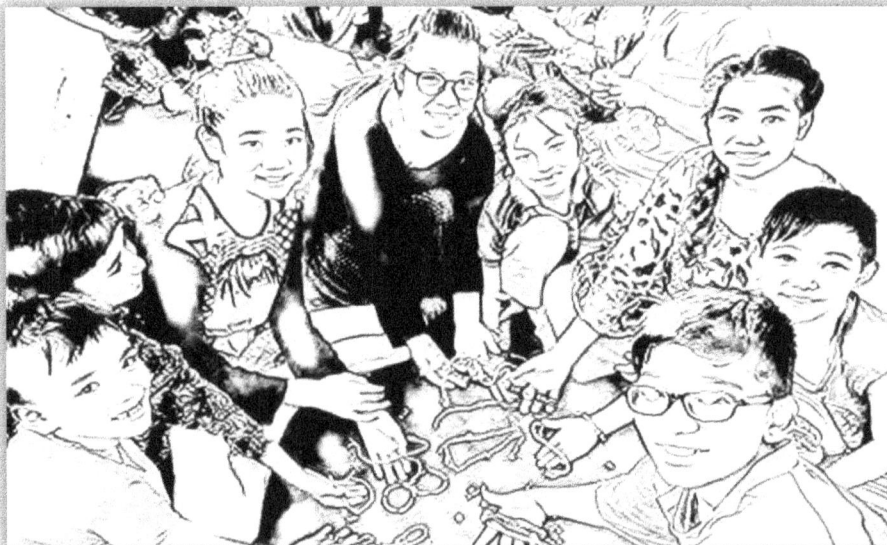

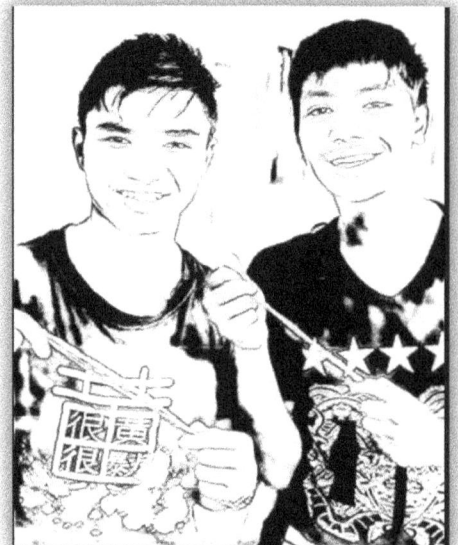

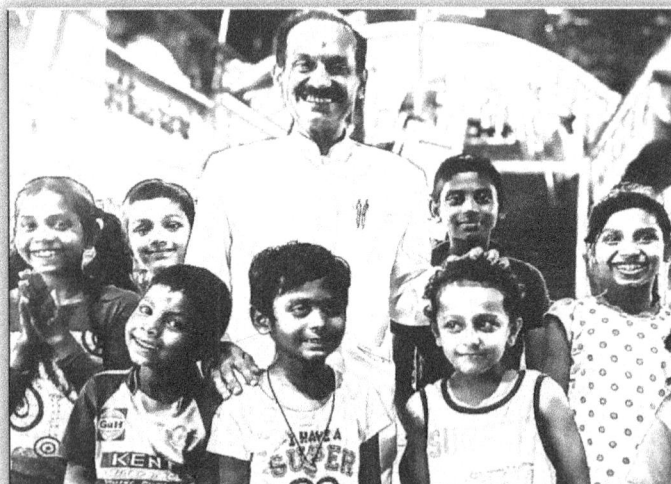

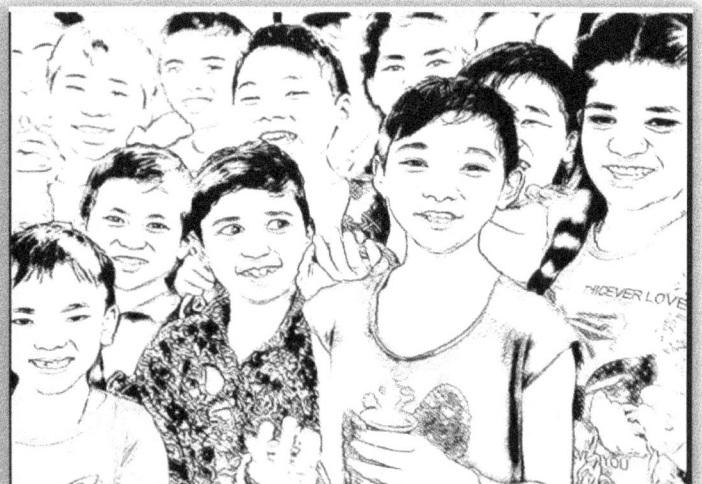

Denny & Gill

Denny e Gill cresceram em orfanatos e, mais tarde, se tornaram grandes amigas. Elas juntas descobriram que o AMOR supera qualquer desafio! Descubra mais sobre como elas inspiram as pessoas ao redor do mundo no novo livro, **'Love is the Only Truth'** ou seja, Amor é a Única Verdade'.

A nossa amada Gill atira chapéus que ela fez com amor para as crianças órfãs do Nepal.

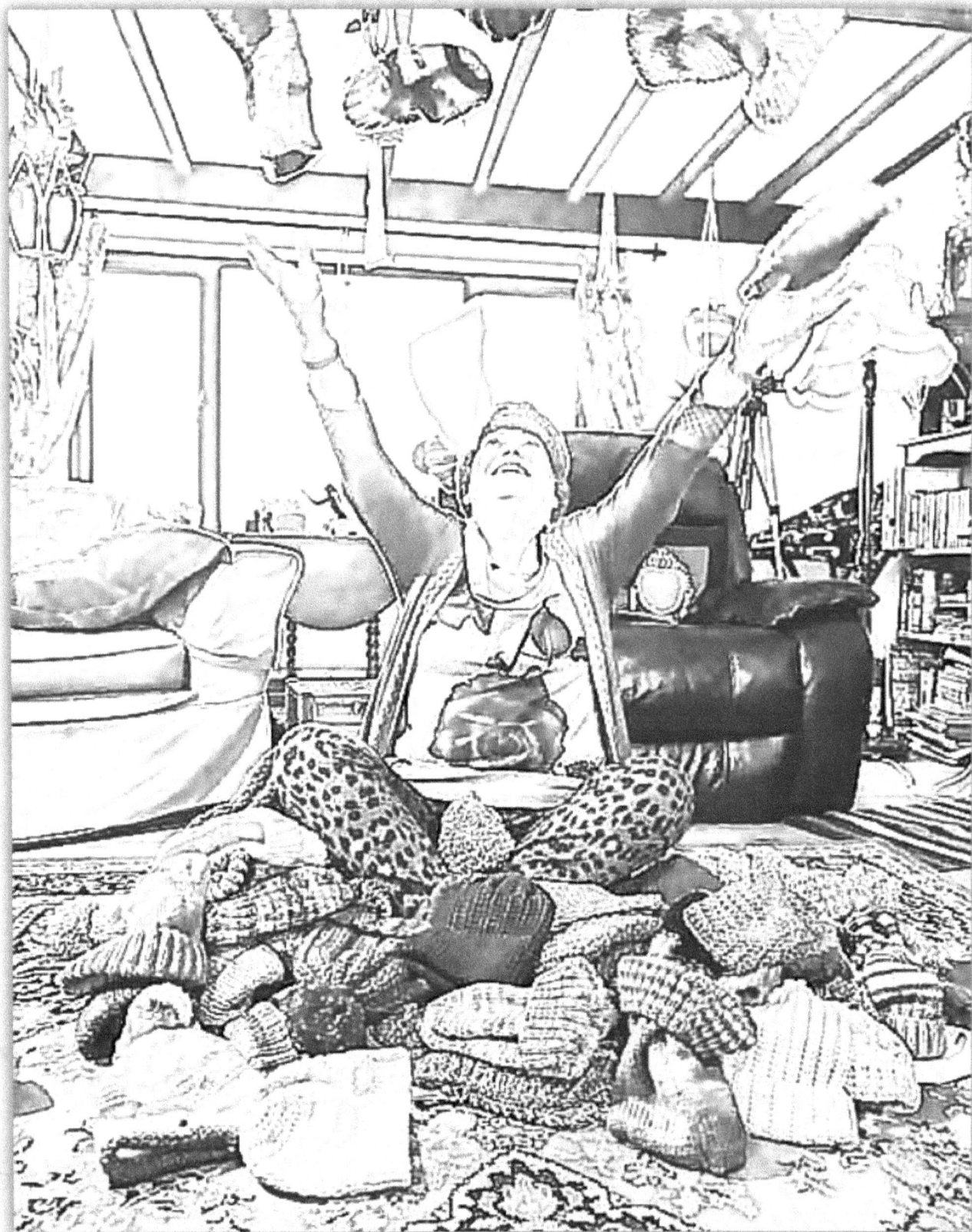

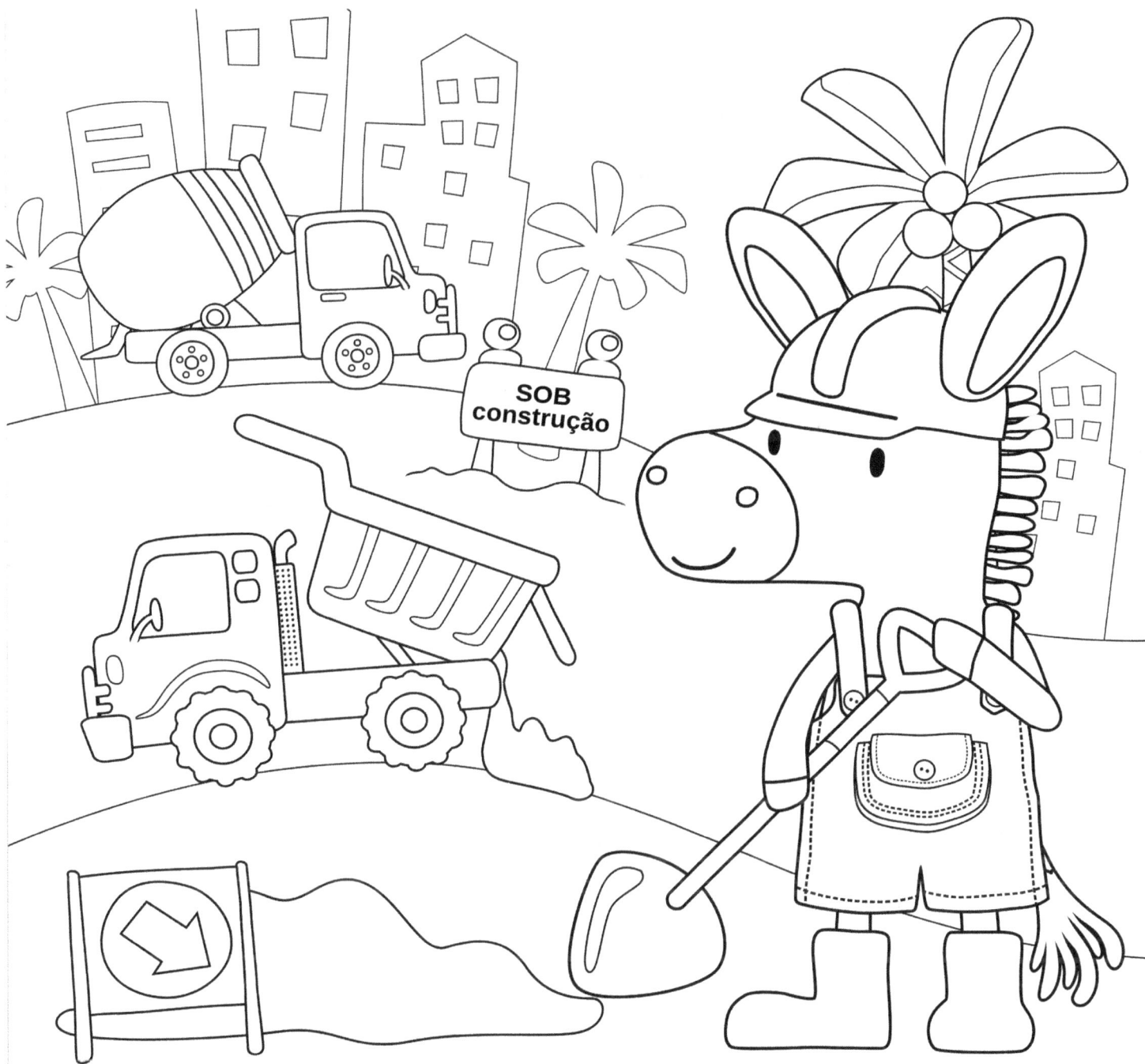

"Faça o seu trabalho como uma oração. Fazer o trabalho que ama, ajuda-lhe a sentir-se jovem, não importa a sua idade." - Dr. Naram

ASMC, Página 80

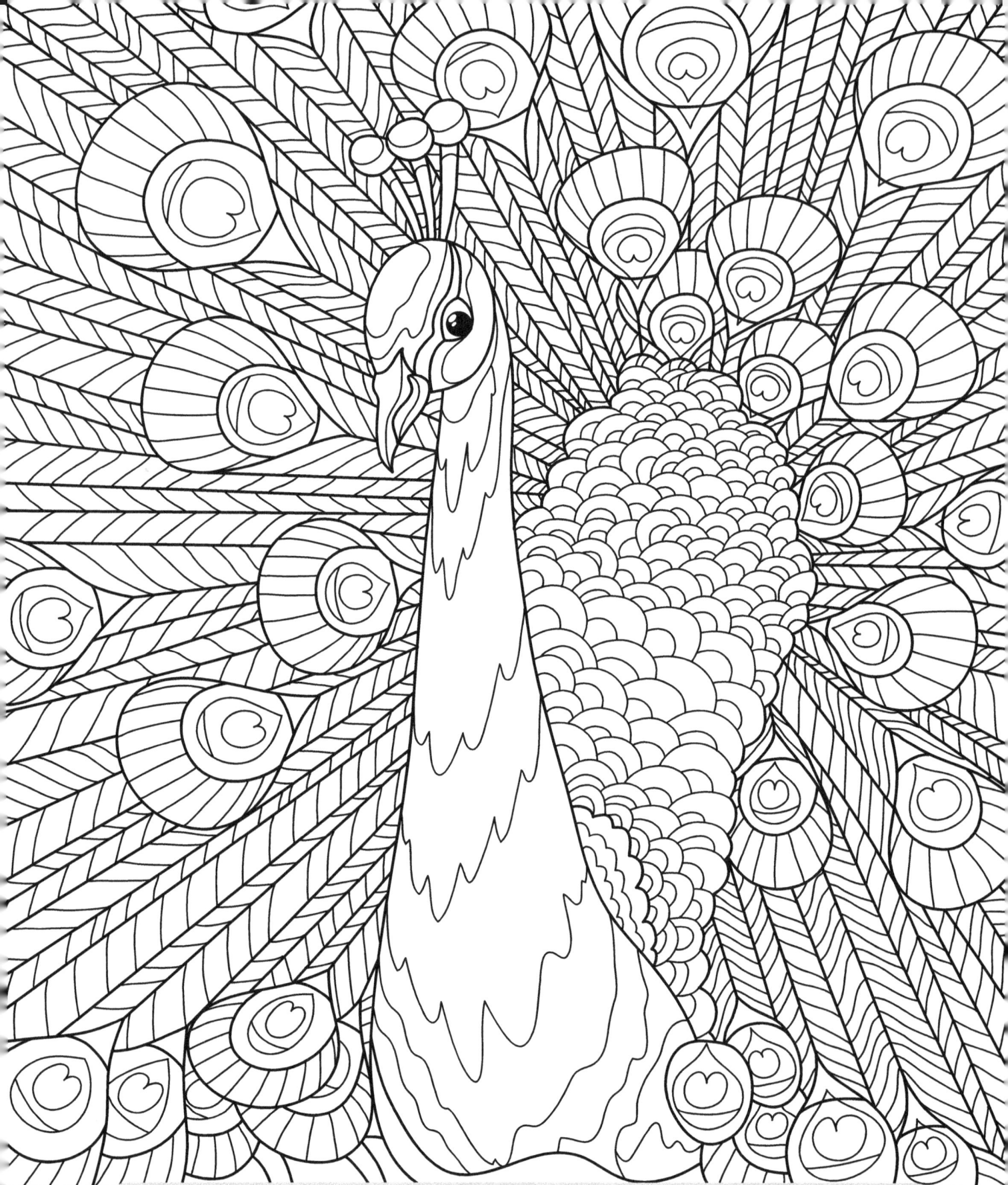

O pavão tem sido retratado na arte desde os tempos antigos e é visto como um símbolo de beleza, renascimento, riqueza e orgulho.

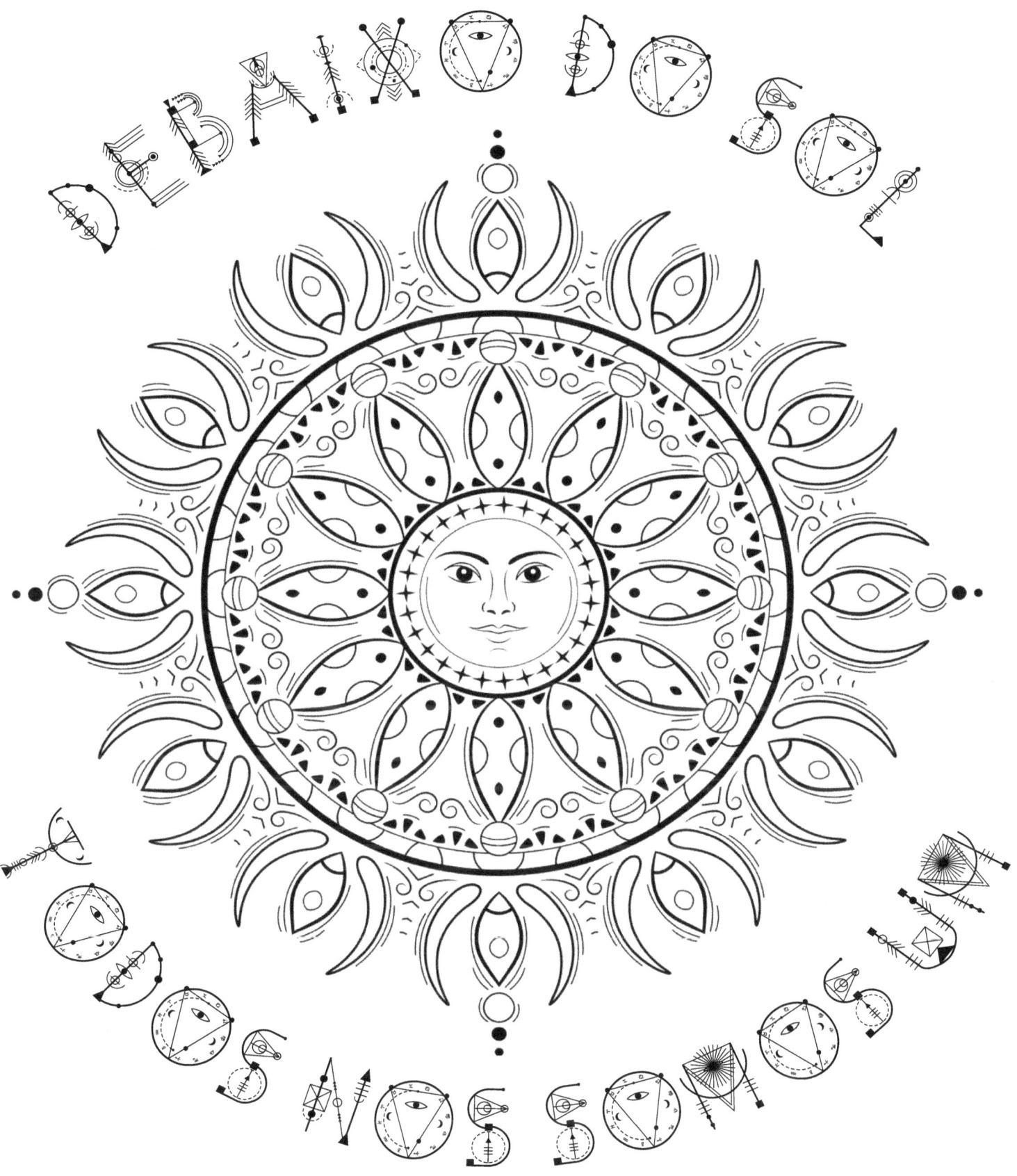

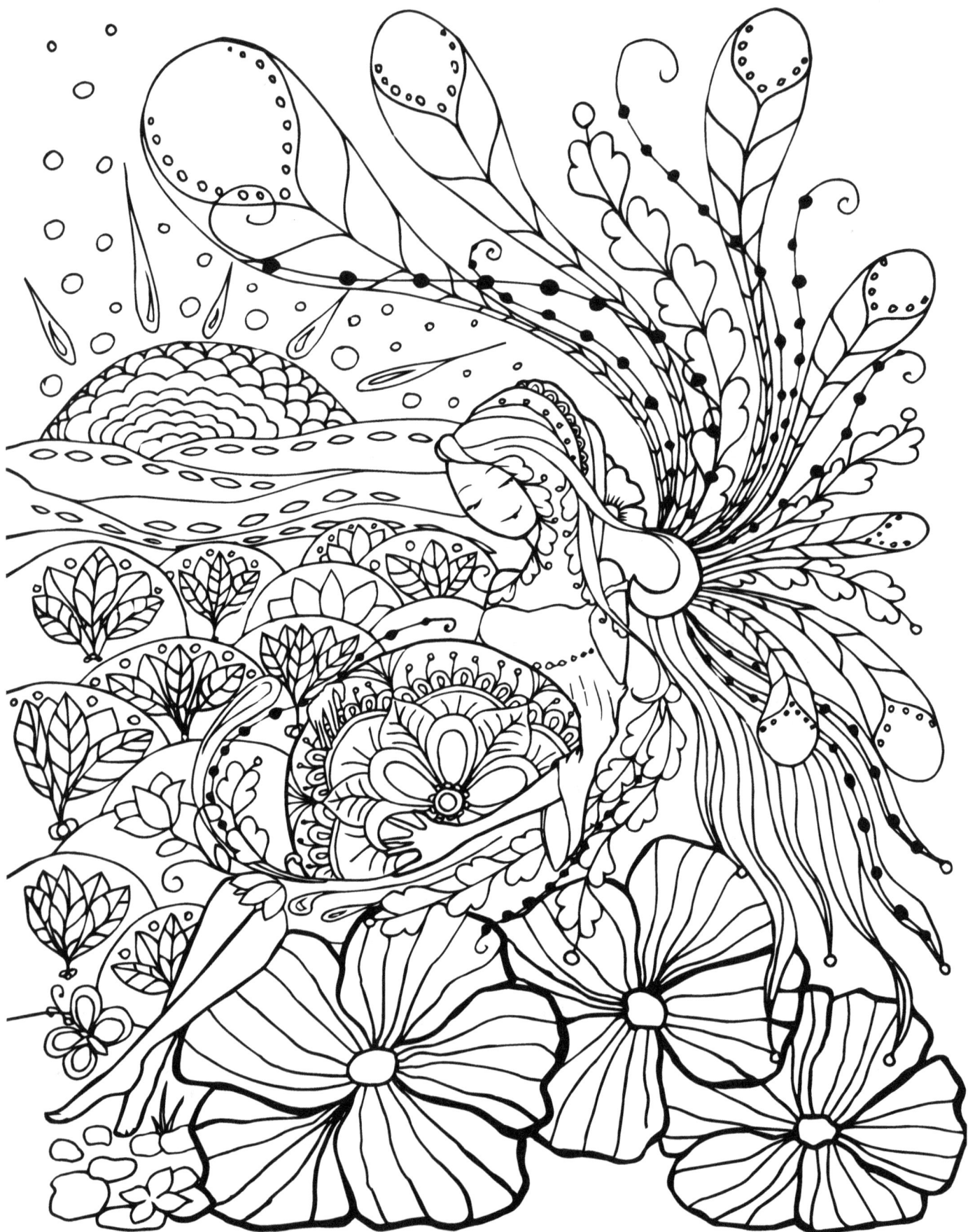

Deus está dentro de cada um de nós, e todos nós temos um propósito a descobrir." - Baba Ramdas (Mestre do Dr. Naram)

Missão do Dr. Naram: "Trazer o benefício dos Antigos Segredos para todos os lares e todos os corações na terra." Desenhe a sua visão de uma terra feliz.

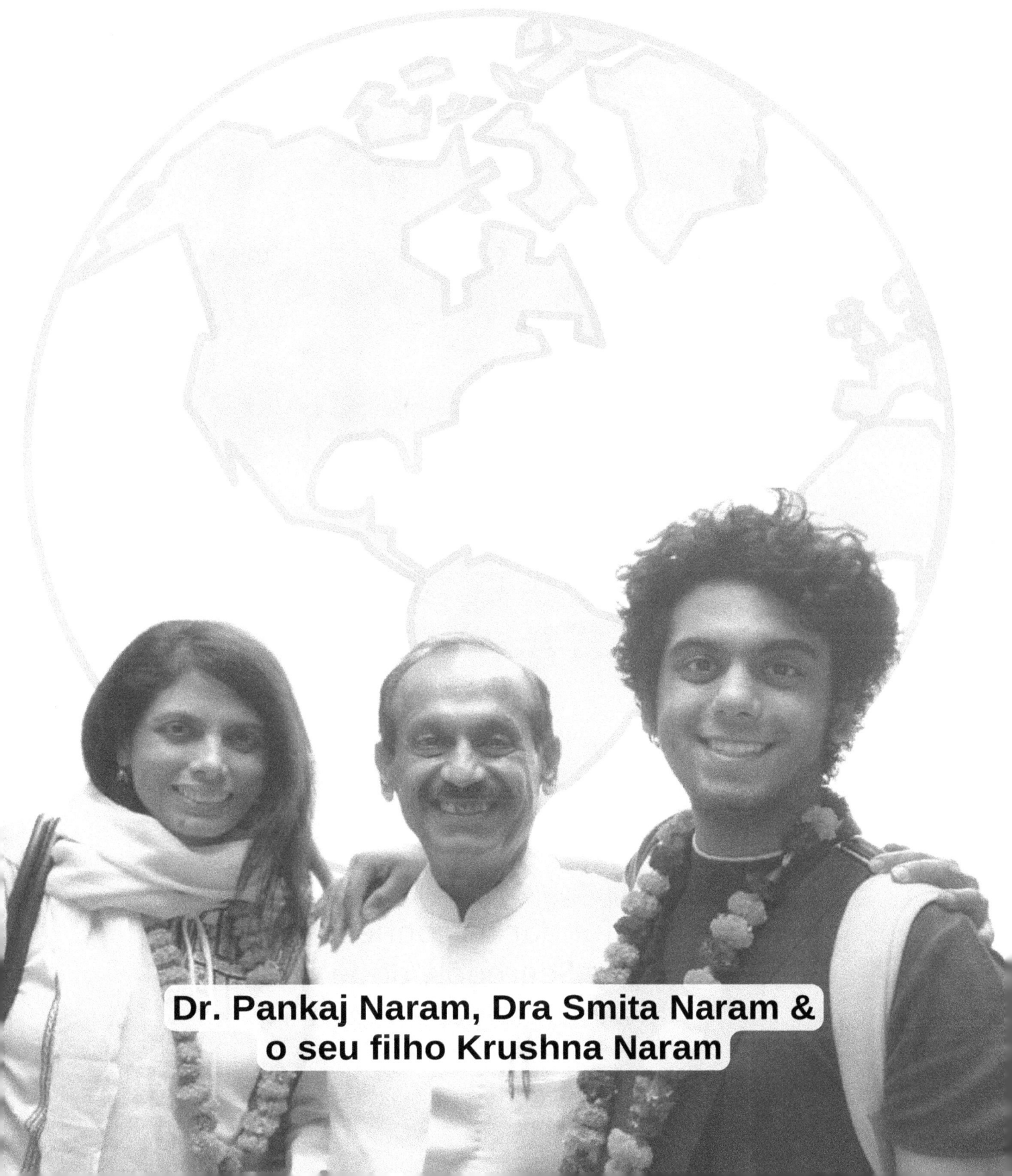

Dr. Pankaj Naram, Dra Smita Naram & o seu filho Krushna Naram

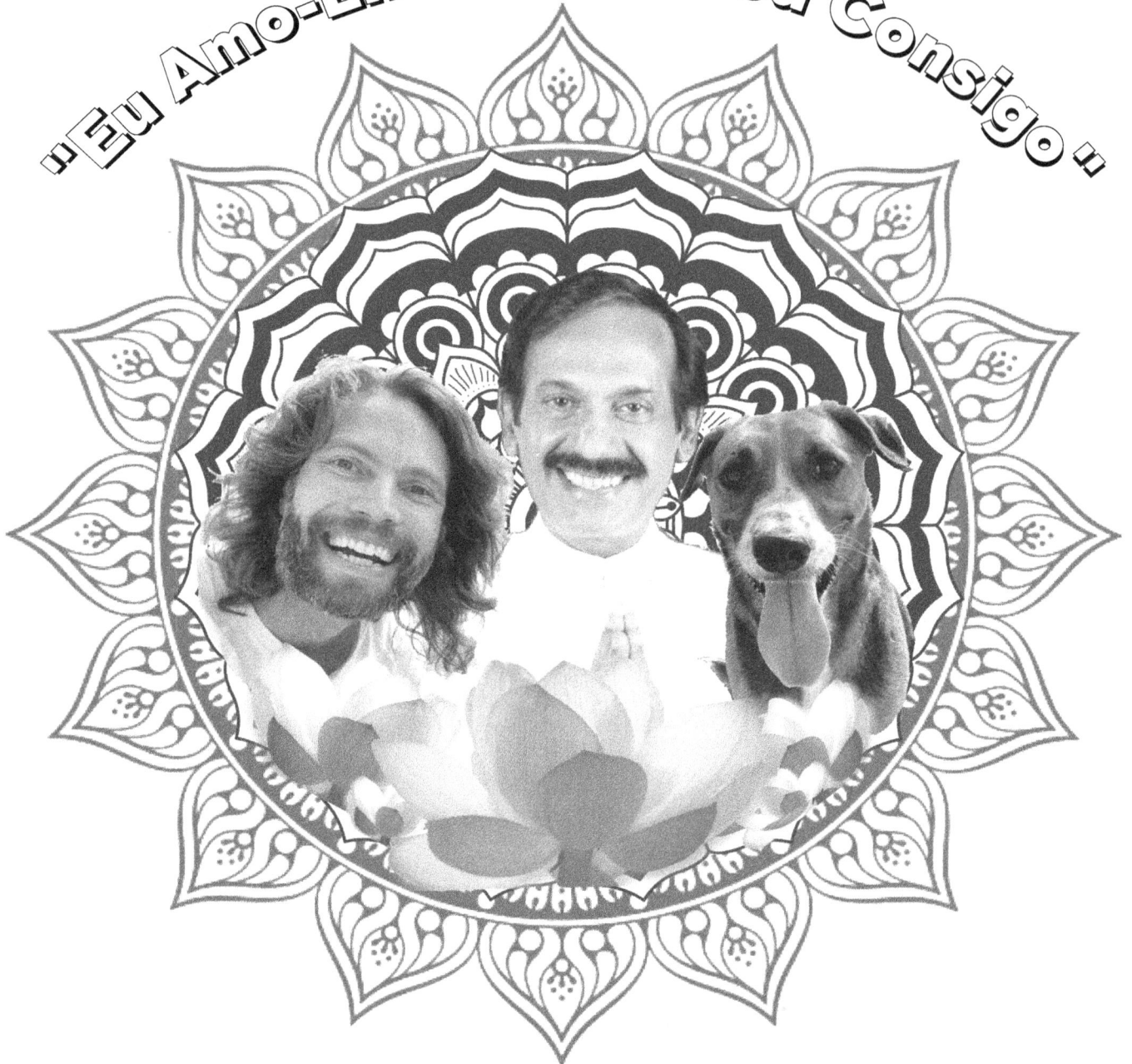

"Eu Amo-Lhe e Eu Estou Consigo "

Dr. Clint, Dr. Naram & Milo

Para aprofundar os conhecimentos
em Antigos Segredos, pode visitar:
MyAncientSecrets.com

Receita Maravilhosa da Sopa de Feijão Mung do Dr. Naram

Depois de fazer esta receita básica, pode experimentar, com algumas ligeiras alterações, esta receita de forma a obter a receita perfeita para si.

(Nota: É muito importante ler os rótulos de quaisquer especiarias e outros produtos que possa querer adicionar a fim de evitar conservantes e alimentos ultra-processados. Eles deviam ser sem glúten, sem laticínios e sem açúcares refinados)..

Ingredientes

- 1 chávena de Feijões de Mung Verde Secos e Inteiros
- 2 chávenas de água + 1-1/2 colher de chá de sal
- 1 colher de sopa de Ghee de Vaca ou Óleo de Girassol
- 1 colher de chá de Sementes de Mostarda Preta
- 2 pitadas de Hing (também chamada de Asafoetida)
- 1 Folha de Louro ou de limbró
- 1/2 colher de chá de Açafrão em Pó
- 1 colher de chá de Cominho em Pó
- 1 colher de chá de Coentro em Pó
- 1 pitada de Pimenta Preta
- 1-1/2 colher de chá de Gengibre Fresco, finamente picado ou Gengibre Moído
- 1/2-1 colher de chá ou 1 Dente de Alho Fresco, finamente Picado ou Alho em Pó
- 2 chávenas a mais de água - adicione para fazer a sopa depois que o feijão estiver cozido
- 3 Pedaços de Kokam (ameixa seca da selva)
- Sal a gosto quando servido
- Opcional: 1 chávena de Cenouras descascada picada; 1 chávena de Aipo picado

Etapas de preparação

1. Lave, remova todos os detritos e, em seguida, mergulhe os grãos de mung em água durante a noite. (Adicione 1 colher de chá de bicarbonato de sódio enquanto absorve para ajudar a reduzir o gás.)
2. Escorra e lave o feijão mung, adicionando a quantidade indicada de água e sal; em seguida, cozinhe numa panela de pressão até ficar macio. Demora cerca de 25 minutos, dependendo da sua panela de pressão. (Os feijões devem ser quebrados.)
3. Ou, numa panela normal funda, que levará de 40 a 45 minutos para que os feijões estejam totalmente cozidos. Deixe ferver e depois leve ao lume brabdo com a tampa colcada ou ligeiramente aberta até o feijão mung ficar levemente quebrado. Adicione Kokam, cenouras e aipo depois de 25 minutos.
4. Enquanto os feijões estiverem a cozer, após cerca de 20 minutos, aqueça à parte o óleo ou ghee numa panela funda em lume médio até derreter. Adicione as sementes de mostarda.
5. Quando as sementes começarem a saltar, acrescente o hing, o louro, açafrão, cominho, coentro, gengibre, alho e uma pitada de pimenta preta (mari em pó) e mexa delicadamente, misturando bem.
6. Reduza rapidamente o lume para a configuração mais baixa. Deixe cozer durante cerca de 10 minutos — faça o possível para não deixar queimar.
7. Transfira o feijão cozido para a panela com os ingredientes a ferver e acrescente mais 2 chávenas de água fresca.
8. Deixe ferver e coza por mais 5 a 10 minutos. Aprecie! Pode ser servido com arroz basmati.

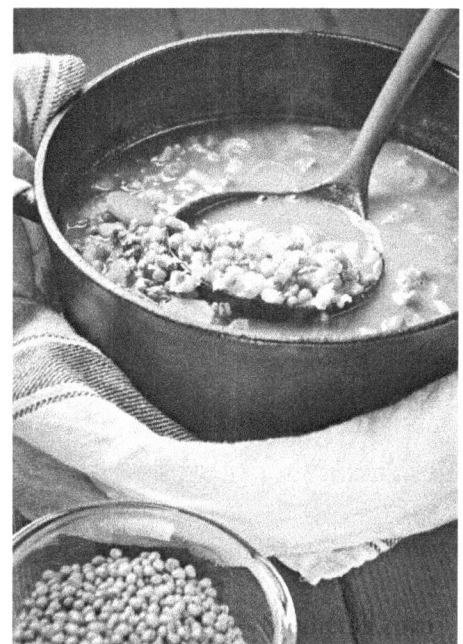

Receita de: Antigos Segredos de um Mestre Curador

Descubra vídeos sobre como fazer esta sopa, além de outras receitas e muito mais:
MyAncientSecrets.com

Como Pode Descobrir Mais sobre Antigos Segredos?
Importantes Links e Informações sobre Contactos:

Para obter a sua cópia de 'Ancient Secrets of a Master Healer ou seja, Antigos Segredos de um Mestre Curador' e ingressar na comunidade ou em qualquer um de nossos cursos, visite: MyAncientSecrets.com

Aulas & Educação:

Treino de 100 Dias em Antigos Segredos

Descubra e aplique antigos segredos específicos de cura em sua própria vida. Saiba mais sobre os fundamentos do Ayurveda/Siddha-Veda. Esta experiência de aprendizagem está repleta de vídeos educativos, remédios caseiros, marmaas e muito mais!

30 dias de Experiência de Evidências Milagrosas

Agora em Inglês, Espanhol, Russo e Italiano! Desbloqueie o seu antigo poder secreto. Experimente uma saúde mais vibrante, energia ilimitada e paz de espírito. Uma experiência divertida e interactiva num ambiente de grupo.

Muito Mais! Consulte MyAncientSecrets.com

Comunidade:

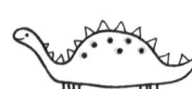

Call Online Gratuito de Milagre Global Todos os Domingos

Junte-se a nós ao vivo no Zoom ou na página do Dr. Clint no Facebook todos os Domingos.
Horário: 8h do Pacífico / 11h do Leste

Ancient Secrets Foundation

Os fundos provenientes deste livro vão beneficiar crianças órfãs do Nepal e projectos importantes que ajudem os Antigos Segredos a beneficiar pessoas em redor do mundo. Se se sentir inspirado em ser voluntário ou apoiar-nos de alguma forma, preencha o formulário para se juntar ao Miracle Dream Team ou seja, à Equipa de Sonho Milagroso em: www.MyAncientSecrets.com
Ou envie-nos um e-mail para: team@MyAncientSecrets.com

Isenção de Responsabilidade:

Todo o conteúdo foi criado apenas para fins informativos. O conteúdo não pretende ser um substituto para aconselhamento, diagnóstico ou tratamento médico profissional. Sempre procure o conselho de seu médico ou outro profissional de saúde qualificado com qualquer dúvida que possa ter sobre a sua saúde. Nunca desconsidere o conselho médico profissional ou demore em procurá-lo por causa de algo que leu neste livro. Esperamos que tenha gostado desta versão de Antigos Segredos para Crianças e livro de Actividades e Pinturas!

www.ingramcontent.com/pod-product-compliance
Lightning Source LLC
Chambersburg PA
CBHW080427030426
42335CB00020B/2627